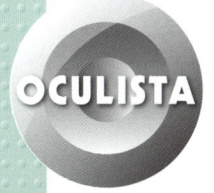  編集企画にあたって…

　流涙を訴え眼科を受診する患者さんは意外に多く，涙道，角膜，結膜，眼瞼など，いろいろな疾患が関わっている．流涙は眼科医であれば必ず耳にする愁訴である．原因のひとつである涙道疾患について，涙道周辺部も含めて考えることは大変重要なことである．

　涙道疾患を診断する方法は，特別なことを施行する必要はなく，一般的な眼科検査をする中である程度の診断が可能である．そのうえで，涙道内視鏡，鼻内視鏡を施行して，可視的な検査をすることも重要である．検査を数値化できる検査器機の進歩も病態を表すために大切である．検査結果をもとに順序立てて考え，正確な診断をつけ，適切な治療へと繋げていく．

　その中でも以前から涙道疾患を診断するための涙管通水検査は，内眼手術の術前には，涙嚢炎の有無を確認するためにも，必ず施行されていた検査であるが，手間のかかる検査と思われているところもある．最近は薬の影響による涙道障害もあり，涙管通水検査を日常診療の中で気軽にできる環境作りを是非していただきたいと思う．

　今回の企画では，涙道診療を身近に感じていただくために，検査，解剖，診断，治療を，その分野のエキスパートの先生に解説していただいた．

　井上先生には光干渉断層計（OCT）や眼高次収差測定の流涙症における評価方法について，廣瀬先生には涙道疾患の診断をつけるための検査方法について，園田先生，田松先生には涙道疾患の手術を施行するために重要な涙道周辺の解剖について，岩田先生，江口先生には涙道の炎症についての考え方について，鶴丸先生には涙小管が再建できる場合の涙小管疾患について，植田先生には，涙小管が再建できない場合の涙小管疾患の治療について，佐々木先生には鼻涙管疾患の治療について，竹林先生には，耳鼻科医の立場から涙道手術をする際の注意事項について，辻先生には，見落としてはいけない涙道に関連する腫瘍性病変について，嘉鳥先生には，小児の涙道疾患について解説していただいた．

　どれもこれも，涙道診療を進めていくためには重要なことばかりである．日常診療の中で涙道診療を進めていくにあたって，診療の一助になれば幸いである．

2016 年 1 月

宮崎千歌

KEY WORDS INDEX

和 文

か
滑車下神経ブロック　17
眼高次収差　1
急性涙嚢炎　26
結膜涙嚢鼻腔吻合術　37
原発性腫瘍　59
鉤状突起　17

さ
細菌学的プロファイル　26
色素消失試験　10
自然治癒　65
耳鼻科　43
術後性上顎嚢胞　54
小児涙道疾患　65
症例選択　43
ジョーンズチューブ　37
浸潤性腫瘍　59
先天鼻涙管閉塞　65
前篩骨神経　17
前篩骨動脈　17

た，な
治療戦略　65
内視鏡下涙嚢鼻腔吻合術　54

は
波面収差計　1
光干渉断層計　1
鼻中隔弯曲症　54
鼻内視鏡　43
鼻内法　37
鼻・副鼻腔腫瘍　54
鼻涙管閉塞　10
プロービング　65
Horner 筋　17

ま，や
慢性涙嚢炎　26
輸入　37

ら
流涙　1
倫理委員会　37
涙液クリアランス　1

涙液メニスカス高　1
涙管通水検査　10
涙小管炎　26, 30
涙小管断裂　30
涙小管閉塞　30
涙小管閉塞症　37
涙石　10
涙道　59
涙道内視鏡　10, 30, 65
涙道内視鏡併用チューブ挿入術　30
涙嚢　59
涙嚢炎　59
涙嚢鼻腔吻合術鼻外法　43
涙嚢鼻腔吻合術鼻内法　43

欧 文

A, B
acute dacryocystitis　26
anterior ethmoidal artery　17
anterior ethmoidal nerve　17
bacteriological profile　26

C
canalicular laceration　30
canalicular obstruction　30, 37
canaliculitis　26
case selection　43
chronic dacryocystitis　26
congenital nasolacrimal duct obstruction　65
conjunctivodacryocystorhinostomy　37

D
dacryocystitis　59
dacryoendoscope　10
dacryolith　10
deviation　54

E, F
E-DCR　54
endonasal dacryocystorhinostomy　43
endoscopic dacryocystorhinostomy　54
endoscopic endonasal procedure　37

epiphora　1
ethics committee　37
external dacryocystorhinostomy　43
fluorescein disappearance test　10

H, I, J
Horner muscle　17
import　37
infratrochlear nerve block　17
Jones tube　37

L
lacrimal canaliculitis　30
lacrimal endoscope　30
lacrimal endoscopic intubation　30
lacrimal endoscopy　65
lacrimal passage　59
lacrimal sac　59

M, N
maxillary line　17
nasal endoscope　43
nasolacrimal duct irrigation　10
nasolacrimal duct obstruction　10
nasolacrimal duct probing　65
nasal paranasal sinus tumor　54

O, P
OCT　1
ocular higher-order aberration　1
optical coherence tomography　1
otorhinolaryngology　43
pediatric lacrimal duct disorders　65
postoperative maxillary cyst　54
primary tumor　59

S, T
secondary tumor　59
spontaneous resolution　65
stategy　65
tear clearance　1
tear meniscus height　1

U, W
uncinate process　17
wave front analyzer　1

WRITERS FILE
(50音順)

井上　康 (いのうえ　やすし)
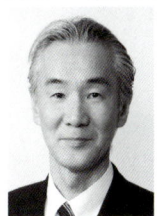
- 1983年　愛媛大学卒業
- 1987年　岡山大学大学院眼科卒業
　　　　　玉野市民病院眼科，医長
- 1991年　井上眼科開業
- 1996年　医療法人井上眼科，理事長
- 1999年　医療法人眼科康誠会に改組
- 2006年　香川大学，非常勤講師
- 2014年　岡山大学眼科，臨床教授

嘉鳥　信忠 (かとり　のぶただ)
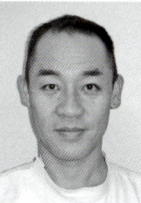
- 1991年　島根医科大学(現島根大学医学部)卒業
　　　　　昭和大学形成外科入局
- 1998年　荒尾市民病院形成外科，部長
- 2000年　榛原総合病院形成外科，部長
- 2003年　聖隷浜松病院眼形成眼窩外科
- 2005年　同，部長
- 2015年　同，顧問
　　　　　大浜第一病院眼形成眼窩外科開設

辻　英貴 (つじ　ひでき)
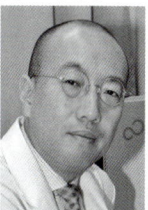
- 1992年　高知大学卒業
　　　　　東京大学眼科入局
　　　　　同大学医学部附属病院分院眼科，文部技官
- 1993年　総合病院国保旭中央病院眼科
- 1995年　東京大学医学部附属病院眼科，文部教官助手
- 1996年　同病院分院眼科，医局長
- 1998年　癌研究会付属病院眼科，部長代行
- 2010年　がん研究会有明病院眼科，部長

岩田　明子 (いわた　あきこ)
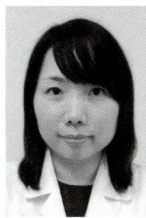
- 2000年　藤田保健衛生大学卒業
　　　　　徳島大学眼科入局
- 2001年　徳島赤十字病院眼科
- 2003年　四国中央病院眼科
- 2004年　徳島大学附属病院眼科
- 2008年　阿南共栄病院眼科，医長
- 2009年　徳島大学大学院医科学教育部博士課程修了(学位取得)
　　　　　国立善通寺病院眼科(香川小児病院小児眼科併任)
- 2013年　四国こどもとおとなの医療センター小児科，医長
　　　　　徳島大学附属病院眼科
- 2015年　同，助教

佐々木　次壽 (ささき　つぎひさ)
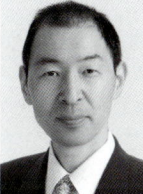
- 1987年　金沢大学卒業
　　　　　同大学眼科入局
- 1991年　慶應義塾大学生理学
- 1993年　富山労災病院
- 2001年　慶應義塾大学生理学，助手
- 2002年　金沢大学，助手
- 2003年　同大学，講師
- 2006年　福井県立病院，医長
　　　　　金沢大学，臨床准教授
- 2008年　金沢医科大学，非常勤講師
- 2009年　佐々木眼科開業
- 2010年　金沢大学，臨床教授

鶴丸　修士 (つるまる　なおし)
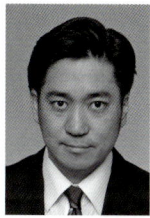
- 1996年　宮崎(医科)大学卒業
　　　　　聖マリア病院内科外科，研修医
- 1999年　久留米大学眼科，助手
- 2009年　同大学医学研究科修了(医学博士)
- 2010年　公立八女総合病院眼科，部長
　　　　　日本涙道涙液学会，理事

植田　芳樹 (うえた　よしき)
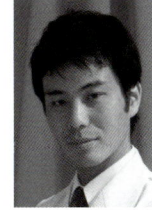
- 2006年　大阪大学卒業
- 2008年　市立堺病院初期研修終了
　　　　　真生会富山病院アイセンター
　　　　　富山大学附属病院眼科
- 2009年　真生会富山病院アイセンター
- 2015年　同，副センター長

園田　真也 (そのだ　しんや)
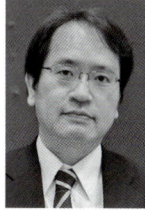
- 1994年　久留米大学医学部卒業
　　　　　同大学眼科学教室入局
- 2003年　園田病院，副院長
- 2009年　日本医史学会，評議員
- 2010年　鹿児島大学大学院医歯学総合研究科人体構造解剖学分野，研究生
- 2013年　日本医史学会，理事
- 2014年　公益財団法人研医会，研究員

廣瀬　美央 (ひろせ　みおう)
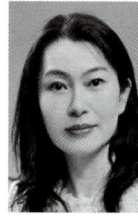
- 1995年　京都府立医科大学卒業
　　　　　同大学眼科入局
- 1996年　兵庫県立尼崎病院眼科
- 2000年　兵庫県立塚口病院眼科
- 2006年　静岡市立静岡病院眼科
- 2011年　兵庫県立尼崎病院眼科
- 2015年　兵庫県立尼崎総合医療センター眼科

竹林　宏記 (たけばやし　ひろのり)
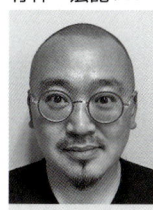
- 2001年　兵庫医科大学病院耳鼻咽喉科，研修医
- 2003年　大阪厚生年金病院フェロー
- 2005年　兵庫医科大学病院耳鼻咽喉科，臨床助手
- 2006年　同，助手
- 2007年　同，助教
- 2011年　大阪厚生年金病院耳鼻咽喉科，医長
- 2012年　大阪船員保険病院耳鼻咽喉科，医長
　　　　　兵庫医科大学病院耳鼻咽喉科，非常勤講師
- 2014年　大阪みなと中央病院耳鼻咽喉科，医長

宮崎　千歌 (みやざき　ちか)
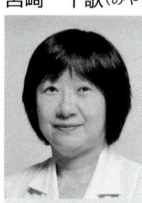
- 1985年　高知医科大学卒業
- 1989年　同大学大学院医学系研究科修了
　　　　　京都大学医学部附属病院眼科
- 1992年　兵庫県立塚口病院眼科，副医長
- 2005年　同，部長
- 2011年　高知大学眼科，臨床教授
　　　　　日本涙道・涙液学会，理事
- 2013年　第2回日本涙道・涙液学会総会，会長
- 2015年　兵庫県立尼崎総合医療センター眼科，部長

前付 3

涙道診療 ABC

編集企画／兵庫県立尼崎総合医療センター　宮崎　千歌

流涙の評価方法 ………………………………………………………井上　康　　1

流涙を評価するためには涙液の動態評価が必要となる．今回示した涙液クリアランスおよび眼高次収差測定は，いずれも涙液の動的変化を捉えようとしたものである．

涙道疾患に対する検査方法と診断 ……………………………………廣瀬　美央　　10

涙道診療の基本となる一般診療から精密検査までの検査・診断法を示す．特に涙管通水検査や涙道内視鏡検査の検査法・評価法に重点をおいて述べる．

涙道周辺の解剖 ………………………………………………………園田　真也ほか　17

涙道の内視鏡手術はモニターの二次元画像を見て行うため，正確な知識に裏付けられた適切な手技が求められる．そこで，涙道とその周囲の特に重要な解剖学的構造について解説する．

涙道の炎症 ……………………………………………………………岩田　明子ほか　26

涙嚢炎の起炎菌分布には若干の特徴があるが，涙小管炎の起炎菌は不明である．的確な薬剤選択のためには，検体の塗抹・検鏡，培養，DNA 解析によるデータ蓄積が必要である．

涙小管疾患の治療―涙小管再建できる場合― ………………………鶴丸　修士　　30

涙小管閉塞，涙小管炎の治療では涙道内視鏡が有用だが，その適応と限界を知ることが重要である．涙小管断裂で，断裂涙小管の発見には，適切な手術時期と手術操作が鍵を握る．

Monthly Book OCULISTA
編集主幹／村上　晶　高橋　浩

CONTENTS
No.35/2016.2 ◆目次

涙小管疾患の治療―涙小管再建できない場合― ……………植田　芳樹　37
重症涙小管閉塞症に対するジョーンズチューブを用いた結膜涙嚢鼻腔吻合術について，鼻内法による手術法，合併症，チューブの入手法，病院への導入法を紹介する．

鼻涙管疾患の治療 ……………………………………………佐々木次壽　43
鼻涙管閉塞に対する手術を始める場合には，①症例選択，②可能なら涙嚢鼻腔吻合術鼻外法のマスター，③耳鼻科医と協同して涙嚢鼻腔吻合術鼻内法から始めるのが良い結果を得る早道である．

内視鏡下涙嚢鼻腔吻合術（鼻内法）の施行時に気を付ける耳鼻科的疾患 ………………………………………………竹林　宏記　54
涙嚢鼻腔吻合術では，低侵襲・美容上の利点からも今後，鼻内法（E-DCR）の適応が広がると考える．E-DCR を安全に行うために，術前にしっかり画像を読影する必要がある．

涙道に関連する腫瘍性病変 …………………………………辻　　英貴　59
涙道腫瘍は，涙点，涙小管，涙嚢，鼻涙管のいずれからも生じうるが，涙嚢腫瘍は悪性の比率が高い．慢性涙嚢炎との鑑別なども含めて，涙道に関連した腫瘍について解説する．

小児の涙道疾患―先天鼻涙管閉塞の治療戦略― ……………嘉鳥　信忠　65
先天鼻涙管閉塞症は月齢 18 か月までに 80％が自然治癒する．また，それ以降であっても治療することは十分可能であるため，必ずしも早期治療にこだわる必要はない．

- ● Key words index ……………………… 前付 2
- ● ライターズファイル …………………… 前付 3
- ● Fax 注文用紙 …………………………… 71
- ● バックナンバー一覧 …………………… 73
- ● MB OCULISTA 次号予告 ……………… 74

「OCULISTA」とはイタリア語で眼科医を意味します．

Monthly Book オクリスタ
OCULISTA 特集案内

年間購読 定価 38,880 円（税込）
（送料弊社負担）
各 号 定価 3,000 円＋税
B5判 オールカラー

No. 33　2015 年 12 月号

眼内レンズのポイントと合併症対策

編集　清水公也（北里大学教授）

- トーリック眼内レンズ
- 眼内レンズによるモノビジョン
- 小児の眼内レンズ移植
- 眼内レンズ強膜内固定術
- 円錐角膜眼における眼内レンズの選択
- 難症例における眼内レンズ選択（チン小帯脆弱例）
- 超短眼軸長眼に対する IOL piggy-back
- グリスニング、SSNG について
- 着色・非着色眼内レンズ
- 多焦点眼内レンズ（屈折型、回折型）

No. 32　2015 年 11 月号

眼循環と眼病変

編集　池田恒彦（大阪医科大学教授）

- Doppler OCT
- 補償光学
- レーザースペックル法
- 緑内障進行と眼血流関与について
- 視神経乳頭循環と点眼薬
- 加齢黄斑変性
- 中心性漿液性脈絡網膜症，近視，dome-shaped macula
- 糖尿病網膜症
- 高血圧性網膜症
- 網膜静脈閉塞症

No. 31　2015 年 10 月号

ドライアイの多角的アプローチ

編集　高橋　浩（日本医科大学教授）

- 自覚症状から考えるドライアイ
- 摩擦から考えるドライアイ
- 涙液から考えるドライアイ
- 粘膜から考えるドライアイ
- 炎症から考えるドライアイ
- 羞明とドライアイ
- 眼精疲労とドライアイ
- Meibom 腺とドライアイ
- コンタクトレンズとドライアイ
- ドライアイ診療のコツ

No. 30　2015 年 9 月号

眼科医のための心身医学

編集　若倉雅登（井上眼科病院名誉院長）

- 眼の機能と QOL
- 眼底疾患患者の心理
- ロービジョンケア―心の面から―
- 精神科に紹介される眼科患者
- 眼瞼疾患と心身医学
- 黄斑疾患の心身医療―増加し続ける加齢黄斑変性の抑うつ傾向―
- 神経眼科と心身医学
- 屈折矯正手術術後不適応症候群
- 白内障術後不適応症候群

No. 29　2015 年 8 月号

乱視の診療 update

編集　林　研（林眼科病院院長）

- 乱視の分布と加齢変化
- 正乱視・不正乱視と視機能
- 正乱視の検査法と評価法
- 不正乱視の検査法と評価法
- 白内障手術と惹起乱視
- 緑内障手術と惹起乱視
- 乱視矯正用コンタクトレンズ
- 乱視矯正の屈折矯正手術
- トーリック眼内レンズ
- 白内障術中乱視矯正―トーリック眼内レンズと LRI（輪部減張切開）―

さっと開いてすぐに役立つ！
眼科実践月刊誌
OCULISTA

編集主幹
村上　晶（順天堂大学教授）
高橋　浩（日本医科大学教授）

年間購読受付中！

全日本病院出版会
〒113-0033　東京都文京区本郷 3-16-4
http://www.zenniti.com
Tel:03-5689-5989　Fax:03-5689-8030
お求めはお近くの書店または弊社ホームページまで！

◎特集/涙道診療 ABC

流涙の評価方法

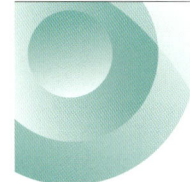

井上　康*

Key Words : 流涙(epiphora), 涙液クリアランス(tear clearance), 涙液メニスカス高(tear meniscus height), 光干渉断層計(optical coherence tomography ; OCT), 波面収差計(wave front analyzer), 眼高次収差(ocular higher-order aberration)

Abstract : 流涙の評価のために涙管通水検査や涙液メニスカス高測定およびシルマーテストなどが従来から行われてきた．近年では，光干渉断層計(OCT)や波面収差計が流涙の評価に使用され始めている．
OCT による涙液メニスカス高測定についてはすでに多くの報告があるが，涙液クリアランス測定への応用も試みられており，流涙の評価に必要な涙液の動態解析に対する有力な手段となる可能性がある．また，涙道閉塞に対する涙管チューブ挿入術前後の眼高次収差を波面収差計により解析した結果，過剰な涙液は眼高次収差を増加させ，視機能を障害することがわかってきている．
流涙には涙道，眼表面，眼瞼のさまざまな疾患が関わっており，高齢者では複数の原因疾患が存在することも多い．これらが流涙の原因解明，的確な診断および治療効果判定のための客観指標の一つとして有用であることを期待している．

はじめに

従来，涙道疾患に対する診療には自覚症状，涙液メニスカス高，シルマーテスト，涙管通水検査などが用いられてきた．近年ではこれらに加えて涙道内視鏡，鼻内視鏡および computed tomography などの画像診断を行うことにより，涙道疾患に対する診断能力は格段に向上したといえる．一方で流涙に対する一般的に行われている量的評価の方法はシルマーテスト，涙液メニスカス高測定であり，試験紙および観察光による反射分泌の要素を排除できていない．また，涙液の動態の評価方法としては色素消失試験などいくつかの方法が報告されているが一般診療に導入されているとは言えないのが現状である．涙道閉塞の手術後の機能評価や奏効機序の特定のためには，涙液量および涙液動態に対する簡易かつ低侵襲な客観評価方法の開発が必要とされている．近年，急速に普及されてきている optical coherence tomography (OCT)を用いた涙液メニスカス高，涙液クリアランス測定が試みられており，波面収差計(KR-1W, TOPCON)では眼高次収差の連続測定の結果から涙液動態を光学的に検討することができる．

OCT による涙液検査

1．涙液メニスカス高測定

前眼部 OCT だけでなく後眼部 OCT でも前眼部アダプターを装着することにより涙液メニスカスの撮影は可能であり，得られた画像から tear meniscus height (TMH), tear meniscus depth (TMD), tear meniscus area (TMA)など貯留涙液量を表す指標を測定することができる(図 1)．フォトスリットによる撮影では，観察光のまぶしさが反射分泌の原因となり，正確な計測の障害となる．OCT は光源が赤外光であり，低侵襲下での測定が可能であることから，涙液メニスカスの測

---

* Yasushi INOUE, 〒706-0011　玉野市宇野 1-14-31　井上眼科，院長

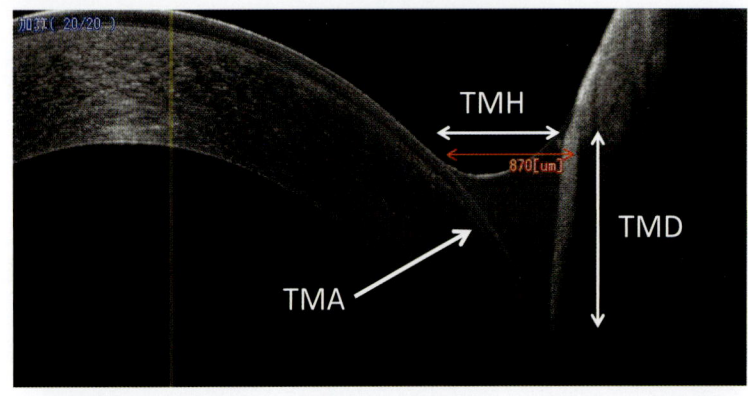

図 1.
後眼部 OCT にアダプターを装着して撮影した涙液メニスカス

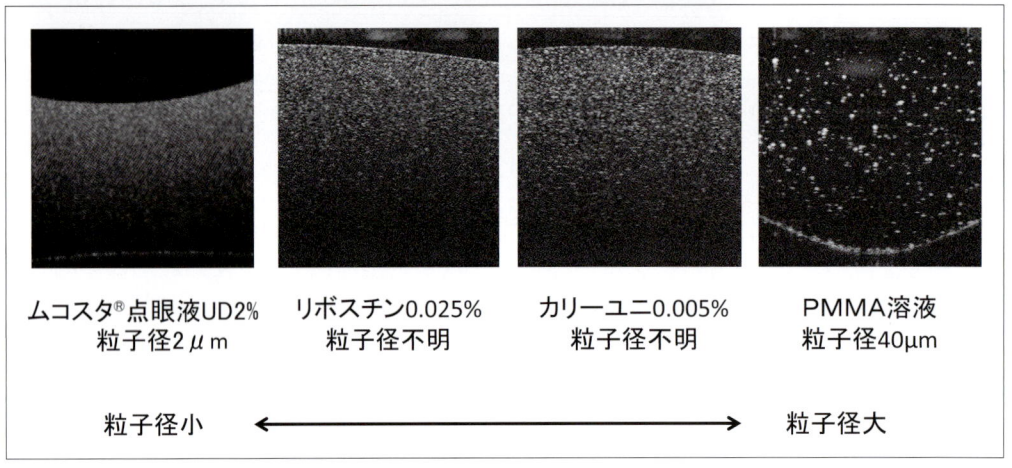

図 2. 懸濁性点眼液を点眼後に撮影した OCT 画像

定などへの応用が始まっている.瞬目による変化,結膜弛緩症のような占拠病変の処理など解決すべき問題も多いが,今後有望な画像診断であるといえる[1].

2. 涙液クリアランス測定

5 μl の生理食塩水の点眼後における涙液メニスカスの経時的変化を前眼部 OCT SS-1000 CASIA(TOMEY)により撮影し,測定した TMH および TMA の減少率から涙液クリアランスを評価するという試みも報告されている[2].反射分泌に対する予備的な導涙機能を評価することができ,何よりも簡便であることから,今後,流涙の評価方法として普及する可能性がある.

また,OCT により懸濁性点眼液の粒子を撮影することが可能であり(図2),懸濁粒子の平均反射輝度(mean gray value;以下,MGV)から懸濁粒子濃度を算出し,濃度変化から懸濁粒子のクリアランスを求めることができる.懸濁粒子の動態が涙液の動態と一致すれば懸濁粒子クリアランスは涙液クリアランスと一致すると考えられる.

レバミピド懸濁点眼液(ムコスタ®点眼液 UD2%,大塚製薬,以下,レバミピド)は他の懸濁点眼液と比べて粒子径が 2 μm と最小で粘度も低く,その動態が涙液の動態と近いことが予測されること,懸濁粒子濃度が最も高く長時間の測定が可能なことから,本稿ではレバミピドをトレーサーとして用いた涙液クリアランス測定について解説する.

模擬眼での測定において,後眼部 OCT RS-3000®(NIDEK)では,
レバミピド濃度=$0.0000552e^{0.0299 \times MGV}$ ($R^2=0.993$)[3],
前眼部 OCT CASIA®(SS-1000,TOMEY)では
レバミピド濃度=$0.00000937e^{0.0286 \times MGV}$ ($R^2=0.967$)[4]
の関係式が得られ,MGV とレバミピド濃度の間には強い相関が得られた(図3)[5].

実際の測定では,被験者にマイクロピペットを

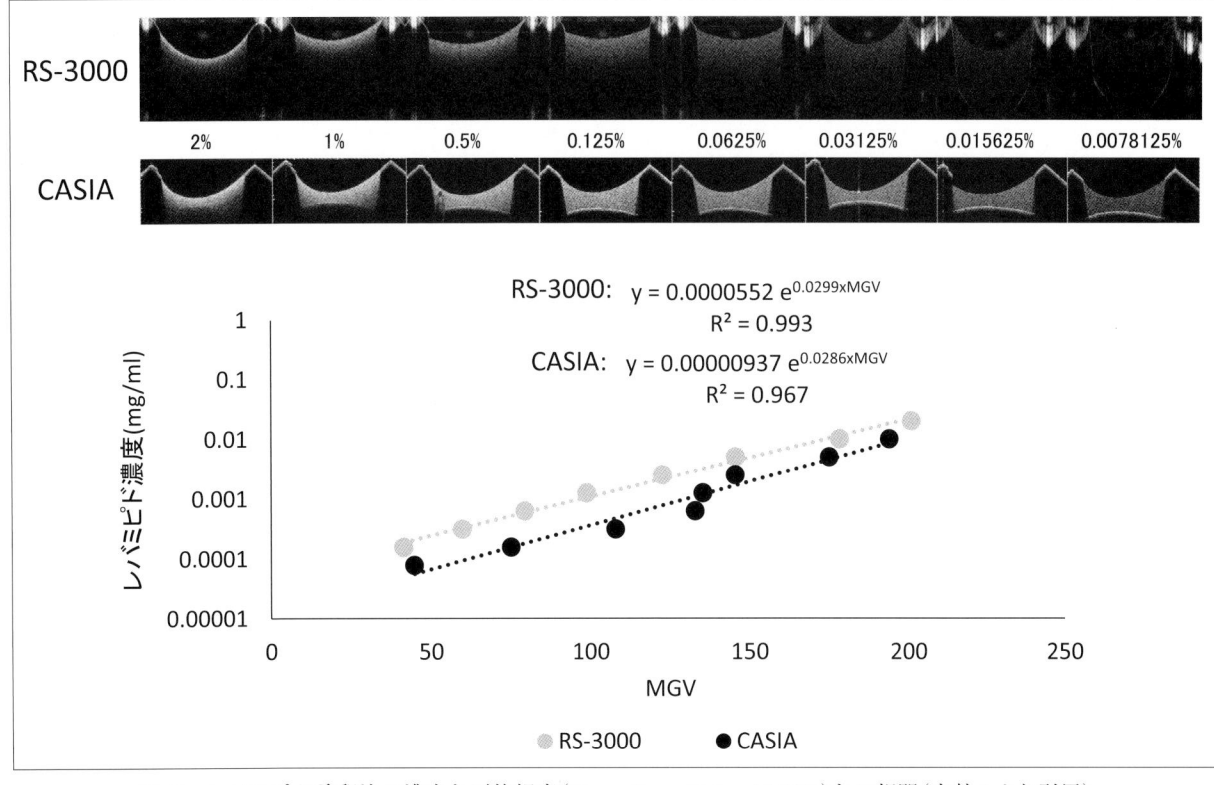

図 3. レバミピド希釈液の濃度と平均輝度(Mean Gray Value：MGV)との相関(文献5より引用)
　　上：レバミピド希釈液のOCT像
　　下：平均輝度(mean gray value：MGV)とレバミピド濃度の相関

用いて 10 μl のレバミピドを点眼し，点眼前と点眼直後から1分間隔で点眼5分後まで下方中央部の涙液メニスカスを撮影する．Image J 1.48v(NIH)を用いて撮影した画像のMGV，TMHを解析する．前記の式により涙液メニスカス内のMGVからレバミピド濃度を求め，

　涙液クリアランス(%/min)＝Ln(slope)×100

から涙液クリアランスを算出する．

　前眼部OCTのみならず前眼部アダプターを装着すれば，広く普及している後眼部OCTでも涙液クリアランスを測定することができる．図4に正常人58眼のTMHとレバミピド濃度の経時変化を示す．TMHは点眼直後から点眼2分後まで増加を示し，点眼3分後以降は点眼前の状態に戻っている．点眼直後から点眼2分後までは反射分泌による量的負荷状態の，点眼2～5分後は量的負荷のなくなった状態での涙液クリアランスを示していると考えられる．

　点眼麻酔を使用しない本法では，点眼約5分後にはMGVが測定下限以下になるため，従来の報告で点眼5分後以降とされている基礎分泌下の涙液クリアランスを測定することができない．プロカインによる点眼麻酔の5分後に同量のレバミピドを点眼すれば，点眼刺激による涙液クリアランスの亢進を抑制し，レバミピド濃度の低下を抑えることにより長時間の測定が可能になる．図5に点眼麻酔下でのレバミピド濃度の経時的変化を示す．点眼5分後以降は直線的に減少しており，涙液クリアランスが一定の値に達した基礎分泌下の状態にあると考えられる．得られた基礎分泌下の涙液クリアランスは 21.4±13.8%/min であった．

　図6に涙液クリアランスを用いた術後評価の1例を示す．両側の鼻涙管閉塞に対して，片側に涙管チューブ挿入術を，他側には涙嚢鼻腔吻合術(鼻内法)を施行した．両群の術後涙液クリアランスには統計学的有意差を認めなかった．

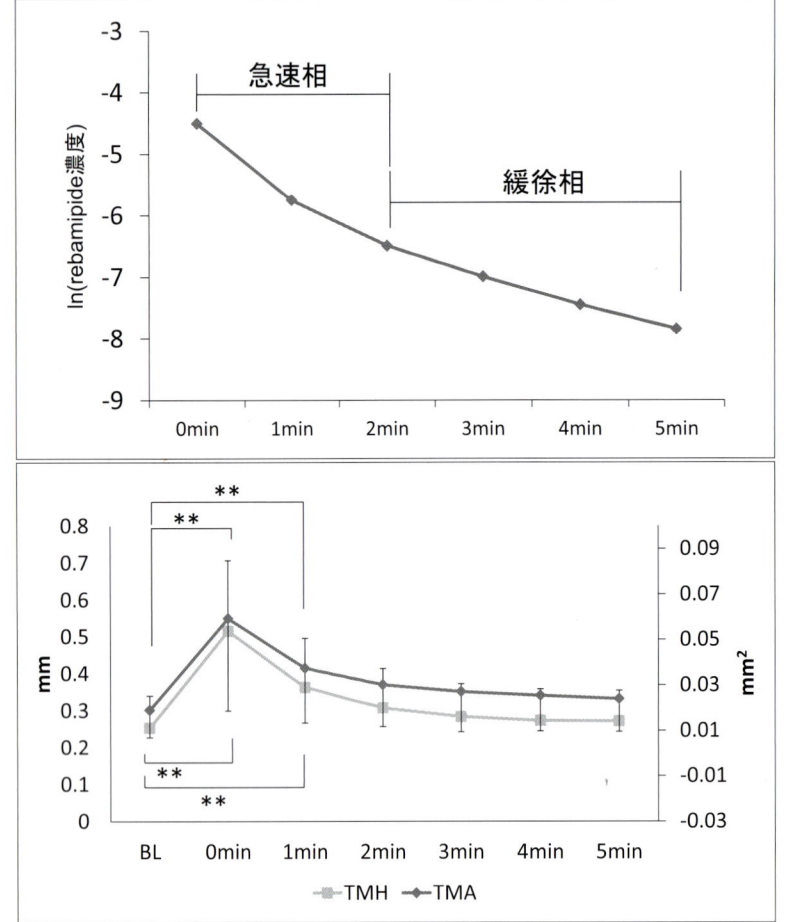

図 4.
a：健常眼におけるレバミピド点眼後の濃度変化
b：健常眼におけるレバミピド点眼後の TMA，TMH の変化
（Kruskal Wallis test　多重比較：Steel：＊p＜0.05，＊＊p＜0.01）
（文献 3 より引用）

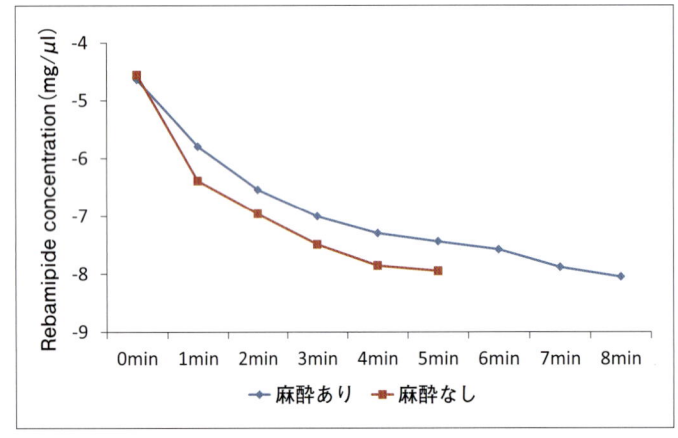

図 5.
点眼麻酔下におけるレバミピド濃度の経時変化

波面収差計による眼高次収差測定

　波面収差計の眼科領域への導入により，眼高次収差の定量的かつ動的な測定が可能となった．角膜形状や乱視矯正眼内レンズ軸の確認などとともに涙液の異常に伴う眼高次収差の変化について検討が行われている[6]．本稿では総涙小管閉塞および鼻涙管閉塞の症例に対する涙道内視鏡下涙管チューブ挿入術前後の眼高次収差の変化について提示する．

　眼高次収差の測定は術前と術後に，短焦点高密度波面収差計（KR-1W）を用いて 10 秒間の開瞼の間，連続的に行った．瞳孔径 4 mm における術前後の全高次収差，コマ様収差および球面様収差の

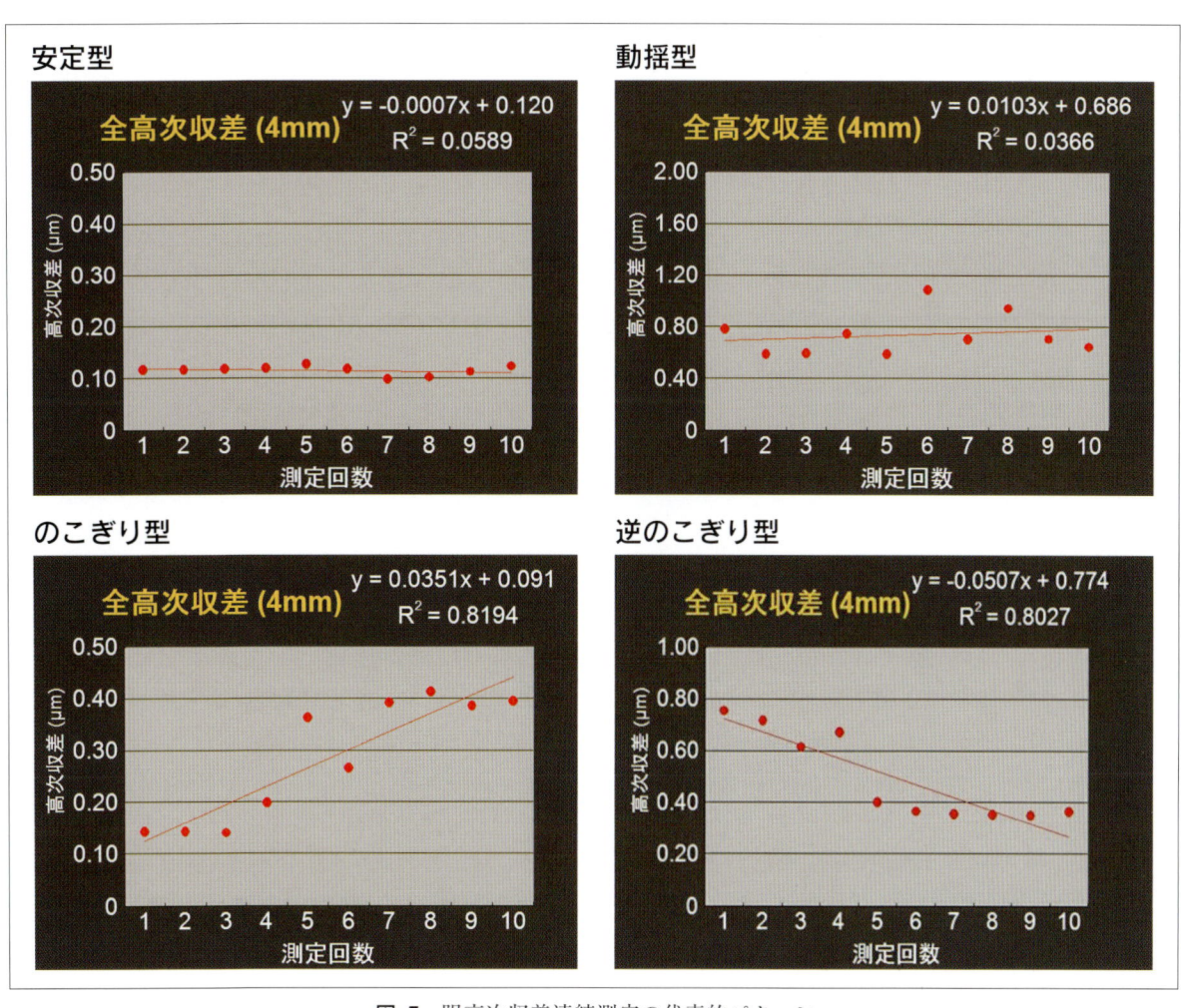

図 6. 両眼の鼻涙管閉塞に対して，涙管チューブ挿入術と涙嚢鼻腔吻合術を片側ずつに行った症例群の術後涙液クリアランス

図 7. 眼高次収差連続測定の代表的パターン

平均値，術前後の fluctuation index（総高次収差のばらつき），stability index（総高次収差の傾き）および全高次収差の経時的変化を「安定型」，「動揺型」，「のこぎり型」，「逆のこぎり型」に分類し，術前後で比較した．図 7 に各型の典型例を示す．正常例では「安定型」ないしは「動揺型」を示すことが多く，「のこぎり型」は BUT 短縮型ドライアイに，「逆のこぎり型」は流涙症に認められること

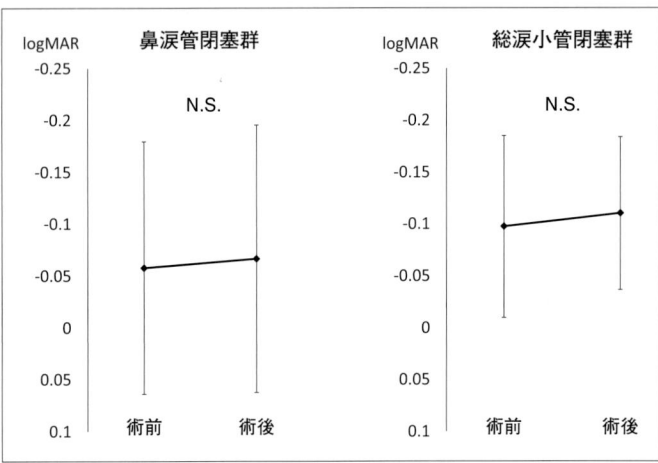

図 8.
涙管チューブ挿入術前後の視力検査の結果
(paired T-test)
(文献 10 より引用)

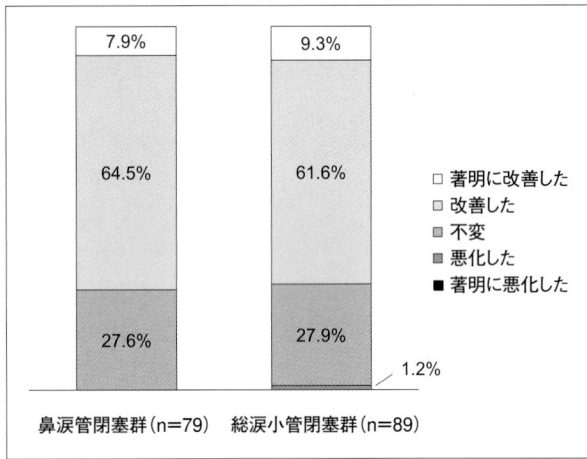

図 9. 見え方に関する術後アンケートの結果
(文献 10 より引用)

が多いと考えられている[6)7)].

術後検査は術後 4 週の涙管チューブ挿入中と術後 8 週の涙管チューブ抜去後に行った.閉塞部の開放はシース誘導内視鏡下穿破法(sheath guided endoscopic probing;SEP)[8)]を用いて,涙管チューブ挿入はシース誘導チューブ挿入法(sheath guided intubation;SGI)[9)]を用いて行った.涙管チューブはポリウレタン製 PF カテーテル®(東レ)を使用した.

ランドルト環を用いた視力検査の結果は,両群ともに術前後での有意差を認めなかったが(図 8)[10)],自覚的な見え方に関するアンケート調査では,見え方が改善したという回答が総涙小管閉塞群において 70.9%,鼻涙管閉塞群において 72.4%で得られた(図 9).

図 10 に術前後の涙液メニスカス高の変化を示す.涙液メニスカス高は総涙小管閉塞群および鼻涙管閉塞群において,術前に比べ涙管チューブ挿入中,涙管チューブ抜去後には有意に低下していた.

波面収差計を用いた眼高次収差の変化については,全高次収差,コマ様収差および球面様収差の平均値は,両群ともに術前に比べ術後有意に減少していた(図 11).

全高次収差の経時的変化については,術前には瞬目後にピークを示し,その後徐々に低下する「逆のこぎり型」を総涙小管閉塞群の 33.0%に,鼻涙管閉塞群の 47.6%に認めた.術後「逆のこぎり型」を示した症例は総涙小管閉塞群の 17.0%,鼻涙管閉塞群の 18.3%であった.また術後は「安定型」を示す症例が総涙小管閉塞群では 13.6%から 25.0%に,鼻涙管閉塞群では 7.3%から 19.5%に増加していた(図 12).

眼高次収差のばらつきを示す指標である fluctuation index は,両群において術後は有意に低下していた.傾きを示す指標である stability index についても鼻涙管閉塞群において術後は有意に低下していた(図 13).

術後の涙液メニスカス高の低下は涙液貯留量の減少を示していると考えられる.涙道閉塞により増加した涙液は瞬目直後に不均一な涙液層を形成し,高い眼高次収差の原因となり,経時的変化のパターンも「逆のこぎり型」を示す症例が多い.涙液貯留量の正常化によって,術後は各高次収差の平均値の減少,経時的変化のパターンの「逆の

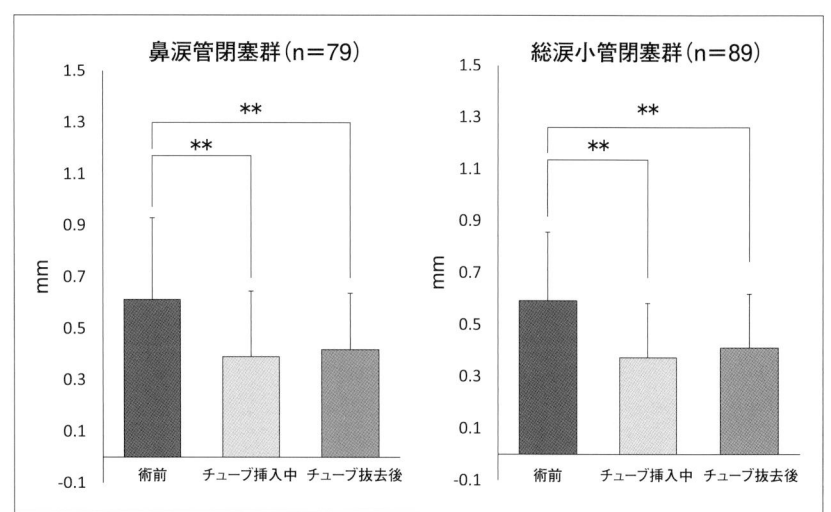

図 10.
涙液メニスカス高の変化
(＊＊：p<0.01, Friedman 検定
多重比較 Scheffe)
(文献 10 より引用)

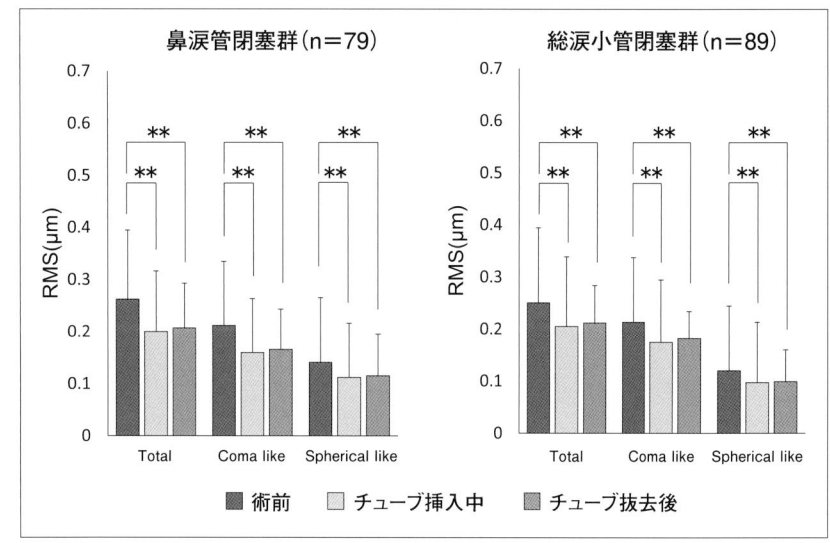

図 11.
眼高次収差の平均値の変化
(＊＊：p<0.01, Friedman 検定
多重比較 Scheffe)
(文献 10 より引用)

こぎり型」から「安定型」への移行および fluctuation index, stability index の低下が得られた. 瞬目直後の不均一な涙液層に起因する高い眼高次収差を減少させることで視機能が改善すると考えられる.

最後に

涙道閉塞による眼脂や流涙は強い不快感の原因となり, 治療によりこれらの症状が消失すれば高い患者満足度が得られる. 涙道閉塞のみを考えれば自覚的な満足度を頼りに診療を進めても問題はないと考えられるが, 最終目標である流涙症に対する包括的診断および治療を行うためには, 涙道, 眼表面および眼瞼に存在する複数の原因疾患に対応する必要がある. したがって, いかに多くの客観指標を持っているかが診断および治療のキーポイントとなる. 涙液の動態については, 今後さらに効果的な評価方法を探す努力を怠ってはならないと考えている.

文 献

1) 鈴木 亨：光干渉断層計(OCT)を用いた涙液メニスカス高(TMH)の評価. あたらしい眼科, **30** (7)：923-928, 2013.
2) Zheng X, Kamao T, Yamaguchi M, et al：New method for evaluation of early-phase tear clearance by anterior segment optical coherence tomography. Acta Ophthalmol, **92**(2)：105-111, 2013.

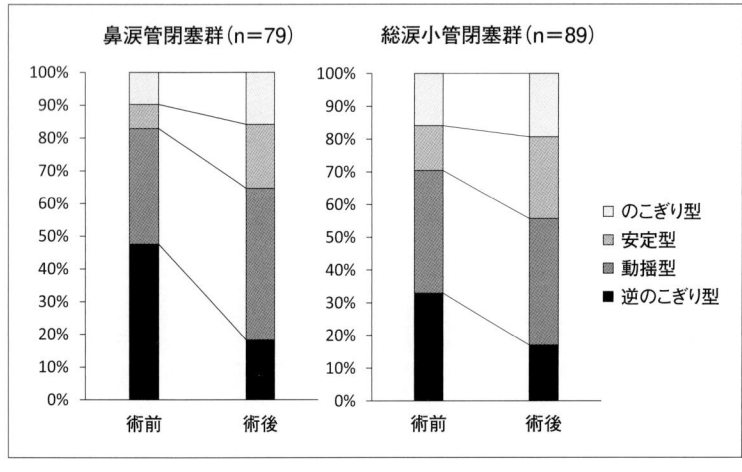

図 12.
眼高次収差の連続測定パターンの変化
(文献10より引用)

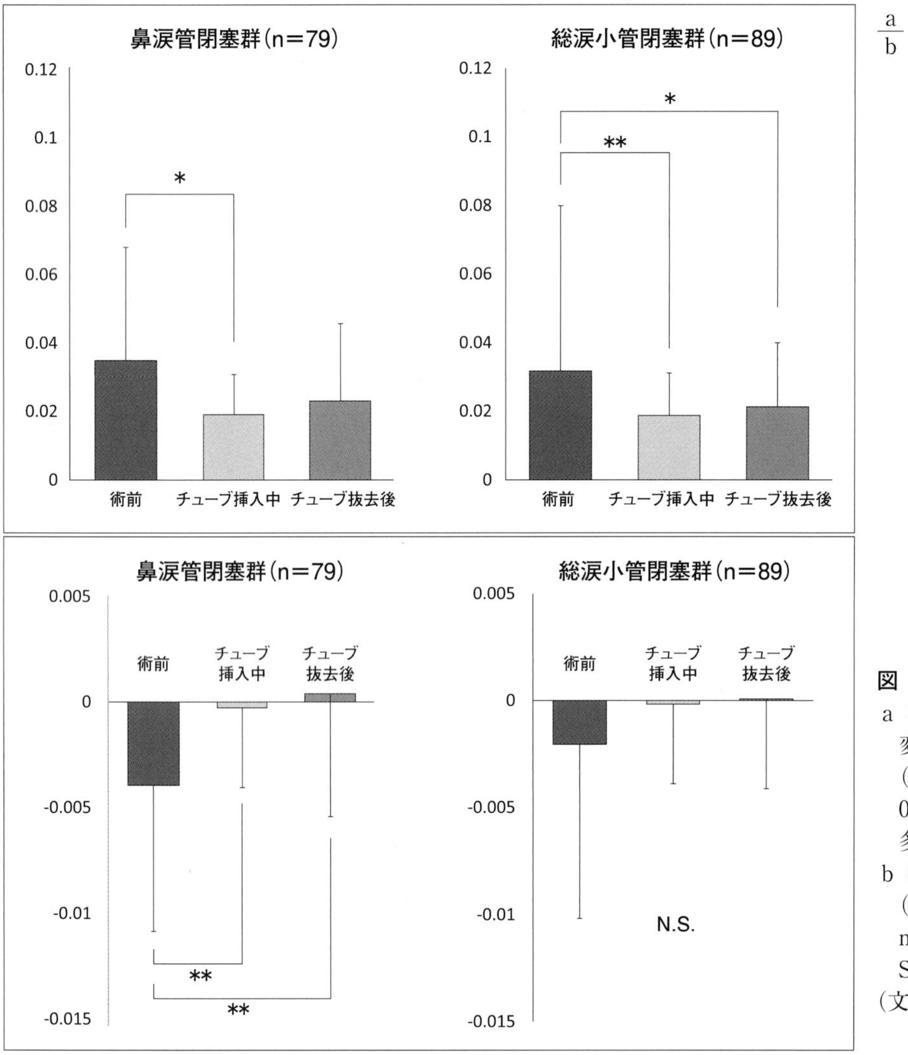

図 13.
a：Fluctuation index の変化
(＊：p＜0.05, ＊＊：p＜0.01, Friedman 検定 多重比較 Scheffe)
b：Stability index の変化
(＊＊：p＜0.01, Friedman 検定 多重比較 Scheffe)
(文献10より引用)

3) 井上　康, 越智進太郎, 山口昌彦ほか：レバミピド懸濁点眼液をトレーサーとして用いた光干渉断層計涙液クリアランステスト. あたらしい眼科, **31**(4)：615-619, 2014.
4) 坂井　譲, 井上　康, 越智進太郎：前眼部光干渉断層計を用いたレバミピド懸濁粒子濃度測定. あたらしい眼科, **31**(12)：1867-1871, 2014.
5) 井上　康, 越智進太郎, 藤本雅大ほか：光干渉断層計レバミピドクリアランス試験. あたらしい眼科, **31**(12)：1835-1837, 2014.
6) 高　静花：涙液と高次収差. あたらしい眼科, **24**：1461-1466, 2007.
7) 井上　康, 下江千恵美：涙道閉塞に対する涙管チューブ挿入術による高次収差の変化. あたらしい眼科, **27**(12)：1709-1713, 2010.
8) 杉本　学：シースを用いた新しい涙道内視鏡下手術. あたらしい眼科, **24**：1219-1222, 2007.
9) 井上　康：テフロン製シースでガイドする新しい涙管チューブ挿入術. あたらしい眼科, **25**：1131-1133, 2008.
10) 井上　康：涙道閉塞と視機能. あたらしい眼科, **30**(7)：929-936, 2013.

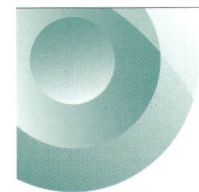

◎特集/涙道診療 ABC

涙道疾患に対する検査方法と診断

廣瀬美央*

Key Words : 色素消失試験(fluorescein disappearance test), 涙管通水検査(nasolacrimal duct irrigation), 鼻涙管閉塞 (nasolacrimal duct obstruction), 涙石(dacryolith), 涙道内視鏡(dacryoendoscope)

Abstract : 昨今,涙道診療において涙道内視鏡や鼻内視鏡を用いた精密検査が行われるようになったが,検査・診断の基本となるのは問診,視診,細隙灯検査といった眼科一般検査および涙管通水検査である.涙管通水検査では鼻腔への通水の可否,上下涙小管交通の有無,逆流物の性状などから,閉塞・狭窄の部位診断がある程度可能である.基本検査で通過障害が疑われれば,精密検査として涙道内視鏡検査,鼻内視鏡検査が行われる.涙道内視鏡検査では涙道内の涙石・異物の有無,閉塞や狭窄の部位・性状を診断することができる.鼻内視鏡検査では鼻腔内疾患,手術瘢痕など涙道疾患と関連する所見の有無を確認する.腫瘍や副鼻腔炎などが疑われる場合はX線CTやMRIを施行し,必要に応じて他科との連携をとる.

診療手順

一般診療において涙道疾患を疑うのは流涙や眼脂を伴う患者に対してであろう.流涙は眼表面に対する反射により分泌が亢進している「分泌性流涙」と,涙液を排出する機能に異常のある「導涙性流涙」に大別される(表1).導涙性流涙はさらに,涙道閉塞や狭窄など涙道の器質的異常により排泄が妨げられるものと,瞬目により涙道内に涙液を送り込む機能が低下している機能的異常に分けられる.

実際にはこれらは混在しており,鑑別のためには問診や視診,触診,視力検査,細隙灯検査,眼底検査といった眼科診療における一般検査,フルオレセインを使用した色素消失試験,涙管通水検査と順に進めていく.涙道疾患が疑われれば,精密検査としての涙道造影検査,涙道内視鏡検査,鼻内視鏡検査,X線CT・MRI検査を行い,診断確定や治療方針決定を行う.涙道診療のフロー

表 1. 流涙症をきたす病態

分泌性流涙(涙液の分泌が亢進している) 　睫毛乱生,結膜炎,眼瞼内反症,角結膜異物,風などの外的刺激 **導涙性流涙**(涙液の排泄過程に異常がある) ・器質的流涙(涙道閉塞・狭窄による) 　　涙点から鼻涙管開口部までの閉塞・狭窄,涙石症 ・機能的流涙(涙道内へ涙液を送り込む機能に異常がある) 　　眼瞼下垂,下眼瞼弛緩,兎眼,結膜弛緩

チャートを図1に示す.

問診,視診,細隙灯検査,触診,色素消失試験

1. 問 診

涙道疾患である場合,自覚症状により病変の部位がおおまかに推測される.病変が涙点から総涙小管までである場合は流涙のみ,総涙小管より遠位側(涙囊〜鼻涙管側)であれば流涙と眼脂を伴うことが多い.涙小管炎や涙囊内の涙石症では多量の眼脂が認められる.

罹病期間が短い(1年未満)場合,腫瘍性疾患も考える必要がある.涙道に生じる腫瘍性疾患は悪

---

* Miou HIROSE, 〒660-8550 尼崎市東難波町 2-17-77 兵庫県立尼崎総合医療センター眼科

性であることが多い．涙道疾患に罹患するのは女性が多いため，男性患者の場合は特に腫瘍に注意が必要と考えられる．

　眼科での既往歴は，結膜炎の罹患，化学外傷，点眼使用歴，手術歴などを聴取する．眼脂の多い患者は抗菌薬の点眼薬を使用していることが多く，点眼の種類・使用期間を聴取することが，耐性菌出現の可能性を検討する材料となる．涙点プラグ挿入術後に涙点プラグが脱落したと思われている症例では，実際には涙道に迷入している場合があるため涙嚢炎症状に注意が必要である．

　鼻疾患に対し鼻腔内の手術中に涙道の一部を切除している症例や，悪性腫瘍の術後に照射する放射線療法で涙道閉塞をきたす場合がある．また，術後性嚢胞など術後数十年を経てから影響するもの，悪性腫瘍の再発も考えられるため，耳鼻科での既往歴をしっかり聴取する．

　顔面の外傷歴は涙道周囲の骨折や涙小管を含む涙道組織の損傷を推測する重要な手掛かりとなる．

　全身疾患として，サルコイドーシスやWegener肉芽腫症などの肉芽腫性疾患，リンパ腫，悪性腫瘍に対しての抗がん剤投与などにより涙道閉塞を生じる．抗がん剤の投与終了後，数か月経てから発症する場合もあるため，受診時点での服薬のみならず過去の投与歴も聴取しておきたい．

　涙道閉塞・狭窄をきたす主な病因を表2に示す．これらを念頭においた問診を心がけたい．

2．視　診

　明室で自然な状態での顔面麻痺，眼瞼痙攣，眼瞼下垂，眼瞼内反・外反など外眼部の形態異常の有無を観察する．外傷性瘢痕があればその範囲を観察する．涙嚢部の腫脹が発赤を伴わず，内眼角腱より上部への進展があれば涙嚢腫瘍も疑われるため，腫脹の範囲を記録しておく．

3．細隙灯検査

　眼瞼を触る前に，自然な状態での涙液メニスカスを見る．涙液の性状が漿液性か膿性か，涙液メニスカス高の左右差の有無を見る．フルオレセイ

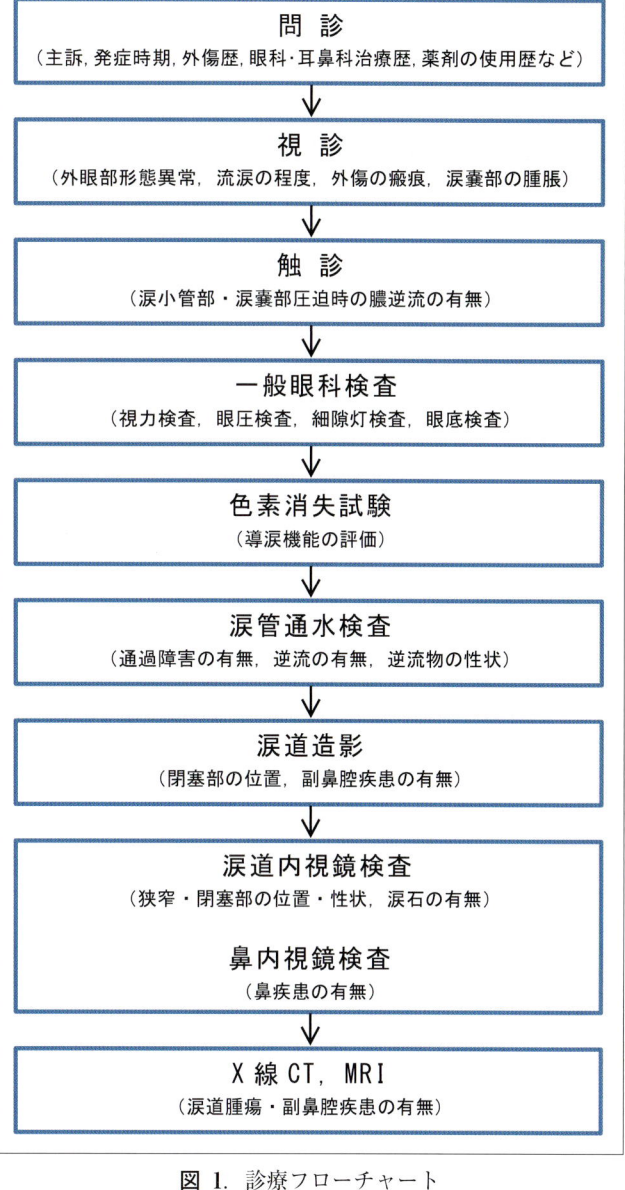

図1．診療フローチャート

ンで染色すると涙液メニスカスの連続性（外眥側から涙点まで涙液がひとすじでつながっているかどうか）が観察しやすくなる．結膜弛緩症や涙点腫瘍で涙液メニスカスの連続性が絶たれれば，導涙が妨げられ機能性流涙の原因となる．

　眼瞼は瞬目の際の導涙ポンプ機能に大きな役割を果たしているため，加齢や外傷などによりトーヌス低下が生じ機能性流涙の原因となる．下眼瞼を下方にひいて離した際に，直ちに元の位置に復さず時間がかかったり，瞼結膜と球結膜の間に隙間が残ったりすることで確認できる（snap back

表 2. 涙道閉塞・狭窄をきたす主な病因

先天性(先天鼻涙管閉塞，先天涙嚢ヘルニア)
外傷(顔面の裂傷・咬傷，薬剤曝露による化学外傷)
炎症(細菌性結膜炎，ウイルス性結膜炎，点眼剤の長期使用)
加齢性変化
肉芽腫性疾患(サルコイドーシス，Wegener 肉芽腫症)
腫瘍(原発性涙道腫瘍，鼻腔腫瘍の浸潤)
放射線治療(頭頸部悪性腫瘍への放射線治療)
抗がん剤(5-FU 投与歴)
手術歴(涙点プラグ挿入術，鼻内手術)
涙石症

test).

　流涙・眼脂を生じるような睫毛乱生や角結膜疾患がないかどうか，瞼結膜・球結膜の炎症や結石，瘢痕組織の有無を眼瞼翻転して確認する．結膜炎や結膜結石による分泌性流涙が原因であればその治療により症状改善が期待できる．

　涙点は上下左右あわせて4か所すべての閉塞，狭窄，発赤，腫脹，外反の有無を確認する．涙小管炎では涙点から涙小管の発赤，腫脹，涙小管部圧迫による膿性分泌物の逆流が認められる．涙小管炎は結膜炎と診断され漫然と抗菌薬点眼が処方されていることが多く注意が必要である．すべての涙小管が同時に罹患することは少ないため，各涙小管の差の有無を観察すると見落としが少ない．

　涙嚢部の皮膚面に涙道からの瘻孔がある場合，涙嚢皮膚瘻と診断される．

4. 触　診

　涙小管部や涙嚢部を圧迫した際の逆流物の有無を確認する．

　涙小管部の腫脹・発赤があれば涙小管炎が疑われるが，綿棒やマイボーム腺圧出子などで涙小管を圧迫し，涙点から膿性貯留物や涙石が認められれば診断される．

　涙嚢部の圧迫で逆流物があれば，その性状(漿液性・粘液性・膿性・血性)を確認する．膿性貯留物を細菌検査に提出する場合，皮膚などへの接触がないように注意して採取する．

5. 色素消失試験

　色素消失試験は眼表面の涙液が排出されているかどうかの導涙機能を半定量的に評価する方法である．涙道閉塞や狭窄による器質的流涙に加え，眼瞼下垂などの眼瞼トーヌス低下や結膜弛緩による機能的流涙も軽度の異常所見として含まれる．特別な器具も不要で，疼痛もないため，乳幼児や認知症患者，涙点狭窄など涙管通水検査の施行が困難な場合でも簡便に施行できるため有用な検査である[1]．

　フルオレセイン試験紙に生理食塩水を極少量つけて，下眼瞼結膜に接触させる．あふれ出た色素はいったん拭き取り，判定までは通常の瞬目をさせる．5分後に涙液メニスカスを観察し，色素が消失していれば正常，残留していれば異常とする(図2)．

　慢性涙嚢炎で涙嚢部を自己圧迫し排膿している

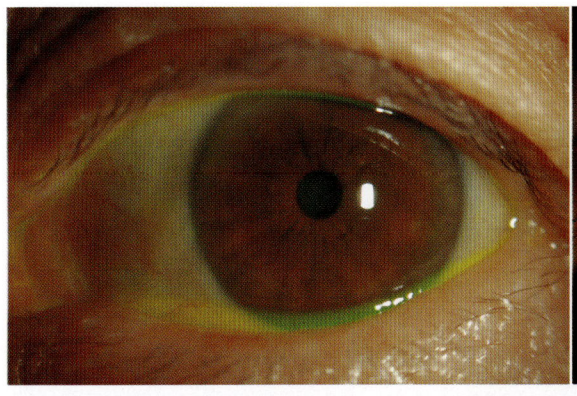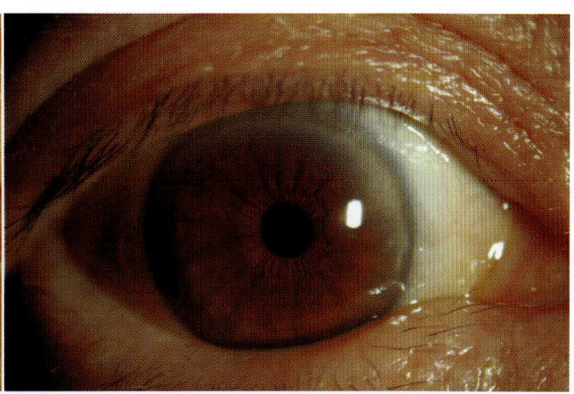

図 2. 色素消失試験
5分後に色素が消失していれば正常(右眼)，残留していれば異常(左眼)と判定する．

患者に対して貯留物を排出した直後に検査を行うと，拡張した涙囊内に色素を含む涙液が流入して一見すると正常に見える場合がある．涙石症では，涙道内の涙石の位置によって流涙の自覚が間欠的になることがあり，評価にばらつきが生じる．また，ドライアイにより産生される涙液が減少していると，眼表面の涙液クリアランスが低下するため，色素が消失されず異常ありと判定されることがある．色素消失試験のみで導涙機能評価をせず，総合的な判断が必要である．

涙管通水検査とプロービング

涙管通水検査は涙点から涙道内に生理食塩水を注入することにより，通過障害の有無，逆流の有無，逆流物の性状を調べる．検査所見によりおおよその閉塞部位が推測可能である．

1．手 技

涙管洗浄針（涙洗針）をつけた生理食塩水入り注射シリンジを使用する．涙洗針はその形状により直針，曲針，弱弯曲針があり，太さが均一の1段針と，途中から細くなっている2段針がある．曲針や弱弯曲針の場合，屈曲の向きがわかるようにマークをつけておくと涙道内でのオリエンテーションがつき安全に検査が行える．

成人・固定できる乳幼児は点眼麻酔下で，基本的には仰臥位で行う．乳幼児の場合は検査中に患児の腕が出てこないように，タオルケットやバスタオルなどを使用して固定する．

点眼麻酔剤（4%キシロカイン点眼液®，0.1%ベノキシール点眼液®など）使用下で行う．涙点が小さい場合は涙点拡張針で適宜拡張するが，涙点からは涙小管垂直部が約2mm，内眼瞼腱に向かって約10mmの涙小管水平部が続いているため，涙道の構造を意識し組織を損傷しないよう注意しながら器具を挿入する．

眼瞼を外側に十分牽引し，涙小管水平部が長軸方向に伸展した状態にするとスムーズに涙洗針を挿入できる．涙点から涙小管垂直部にまっすぐに涙洗針を挿入し，90°傾け涙小管水平部に進めて

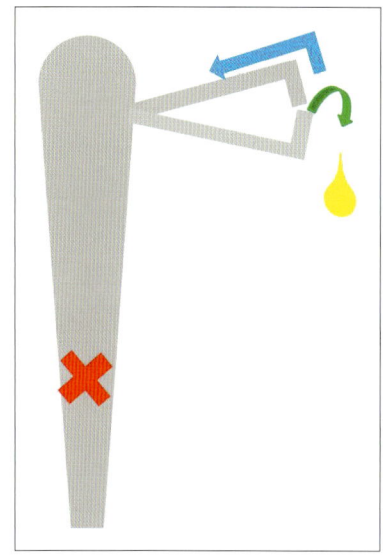

図3．涙管通水検査（鼻涙管閉塞）
対側涙点から膿性貯留物の逆流を認める．

いく．内眼手術前の通過障害の検査のみであれば水平部からの通水を確認するだけでよいが，涙道の異常を疑う場合はさらに遠位側に向けて進め，挿入可能な症例では涙囊内で生理食塩水を注入する．

涙囊上部より近位での閉塞が疑われれば，閉塞部まで涙管ブジーを挿入（プロービング）して涙点から閉塞部までの距離を測定する．

2．評価法

注入時に逆流物の有無・性状を確認する．対側涙点から逆流が認められる場合は，上下涙小管に交通があると判断できる．片側の涙点から通水した後，対側の涙点からも通水する．仮に上涙点から通水できても，下涙点から通水できるとは限らないからである．

a）鼻涙管閉塞・狭窄

片側から通水した際に通水が不能で，反対側涙点から膿性逆流物や粘稠透明な逆流物が認められる（図3）．血性の逆流物が認められる場合は涙道腫瘍も疑われる．ただし，涙道腫瘍であっても通水可能である場合や，血性の逆流物が認められない場合もある．

b）涙小管炎・涙石症

通水自体は可能なことが多いが，膿性の逆流物が認められる．涙小管炎であれば，涙洗針を挿入した際に，先端にザラザラした感触があり，涙小

管が拡張している感覚が得られる特徴がある．なお，涙石により涙道粘膜が擦過されると出血を生じるため，腫瘍との鑑別が必要である．

c）総涙小管閉塞・涙囊上部閉塞

通水は不能で，反対側涙点から生理食塩水のみが逆流する．涙洗針や涙道ブジーをプロービングして先端を無理なく挿入できるところまで進めていき，膜様の柔らかい抵抗(soft-stop)であれば総涙小管閉塞が，骨様の硬い抵抗(hard-stop)であれば涙囊上部での閉塞が疑われる．

d）涙小管水平部閉塞

通水は不能で，反対側涙点から逆流はなく，挿入した涙点からのみ逆流する．上下涙小管の交通がないため，涙小管水平部での閉塞が考えられる．涙道ブジーを閉塞部と考えられる部位までプロービングし，挿入できた長さを測定することで，涙点から閉塞部までの距離が判断できる．なお，反対側涙点からの通水が可能であるかどうかも確認しておく必要がある．涙小管閉塞の分類を重症度から3段階で評価するが，上下交通のある総涙小管閉塞はgrade 1，上下の交通がなく涙点から7～8 mm以上プロービングできる部位での閉塞をgrade 2，それより近位での閉塞をgrade 3としている[2]．治療方針や成績にかかわるため，術前評価として重要である．

e）涙囊皮膚瘻

通水した際に内眼角皮膚の瘻孔から逆流物が認められる場合は涙囊皮膚瘻と診断される．先天性のものであることが多いが，急性涙囊炎の既往がある患者であれば皮膚面に瘻孔を形成している場合がある．先天涙囊皮膚瘻は鼻涙管閉塞が合併しなければ無症候性であることが多い[3]．症状がなければ観察のみでよい．

涙道内視鏡検査

涙道内視鏡は涙道内腔を直接観察することで涙道閉塞・狭窄の部位や性状が診断できるものである．導入当初は観察のみに使用されたが，現在治療にも使用されるツールであり[4)5)]，涙道専門医にとっては診療に必要不可欠なものである．

涙点から挿入する器具であるため，涙点閉塞や重症の涙小管閉塞があれば閉塞部より遠位側は観察できない．

1．検査法

必要機材は涙点拡張針，18 G血管内留置針，無鉤鑷子，眼科用剪刀，涙管ブジー，涙洗針，灌流用の注射シリンジ，延長管，生理食塩水である．

18 Gの血管内留置針の外筒(シース)のみを取り出し，先端から50～60 mmの長さで切り落とす．シースの後端に眼科用剪刀で割を入れ，涙道内視鏡の先端からかぶせておく．割を入れた側が術者側になり，フラップ状の後端を把持してシースを前後に動かせるようにする．シースが短いと観察中に涙道内に迷入することになるため，できれば全長60 mmのシースを用意したい．涙道内視鏡の灌流ポートに生理食塩水入りの注射シリンジをつないでおく．

局所麻酔を基本とするが，乳幼児や認知症患者などは検査中に涙道内での内視鏡破損の可能性があるため，全身麻酔下での検査が望まれる．

1％または2％のキシロカイン®を使用し，内眼角腱直上に滑車下神経麻酔を行う．刺入部位や深さ，麻酔の量によっては一時的に眼瞼下垂や眼球運動障害，球後出血が生じるため，注意が必要である．

涙点を涙点拡張針で拡張またはメスで耳側切開を加える．涙点から涙道内視鏡を挿入し，生理食塩水の灌流下でモニターを見て観察する．涙点から挿入する操作は涙管通水検査の動きとよく似ているが，涙小管水平部以降はモニターを見ながらの操作になるため，慣れが必要である．涙道内を狭窄・閉塞，涙石，腫瘍の有無などを確認していく．狭窄部はシースを内視鏡先端より前に出して進めていくと，仮道を形成せずに通過することができる．

2．評価法

涙小管から総涙小管，涙囊，鼻涙管とそれぞれの異常がないか確認する．

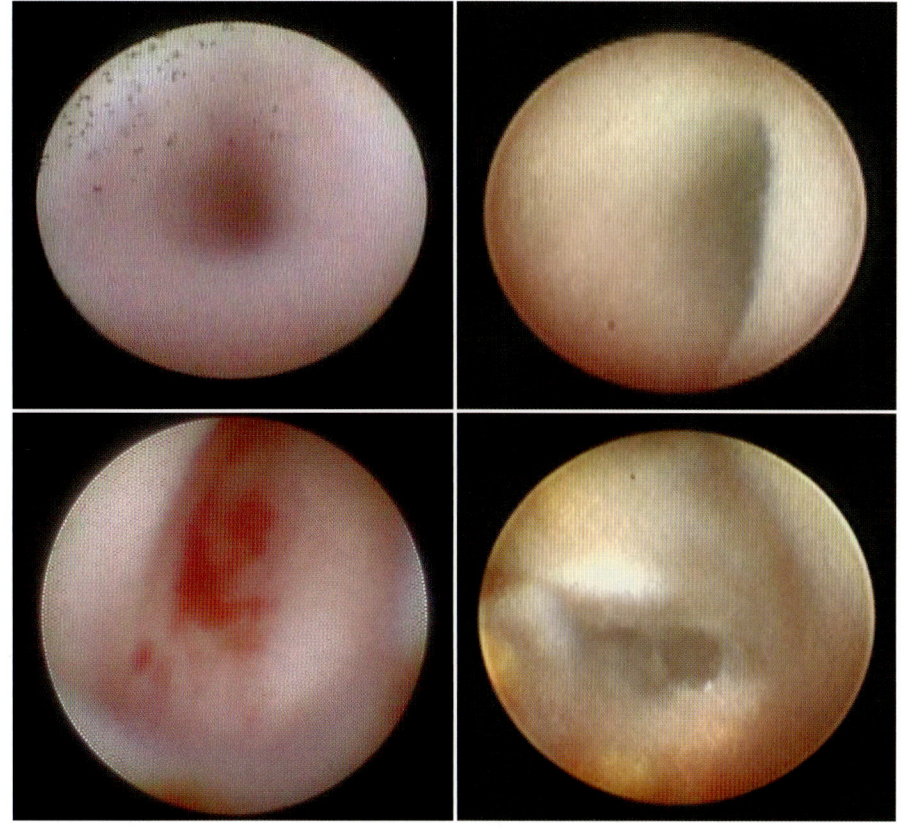

図 4. 涙道内視鏡所見
a：涙小管．涙小管は白色調の組織として認められる．中央の暗く狭くなった部分は総涙小管である．
b：涙嚢・鼻涙管．涙嚢粘膜の血管が透見されるため，やや赤色調である．閉塞がない場合スリット状となる（右側涙道で画面左側の暗くなっている部位が涙嚢から鼻涙管移行部である）．
c：鼻涙管閉塞．閉塞部の鼻涙管が中央に描出されている．
d：涙石症．涙石が黄色の塊として複数認められる．涙嚢壁が右端に見える．

涙小管は白色の組織として観察される（図4-a）．

涙嚢内に挿入されると血管が透けて見えるため赤色調の背景となる．閉塞がなければ，涙嚢から鼻涙管にかけては灌流しても虚脱状態となるためスリット状の所見となる（図4-b）．涙嚢内で閉塞があれば，灌流している生理食塩水で涙嚢が拡張するため丸い輪郭でとらえられ，行き止まりになった閉塞部が確認できる（図4-c）．閉塞部は本来の涙道組織が痕跡として残るタイプから，瘢痕組織で覆われて本来の涙道が不明であるタイプまで種々ある．

涙石は黄色の塊として認められる（図4-d）．

鼻内視鏡検査

涙道閉塞の原因が鼻疾患の場合があるため，涙道内の観察と併せて鼻腔内の観察が必要である．また，手術を行う際に鼻内の操作が必要な場合が多いため，鼻内視鏡操作に習熟しておきたい．

キシロカイン液®とボスミン液®の同量混和剤を鼻腔に噴霧または綿棒を同液に浸して鼻粘膜に塗布する．観察が中鼻道であれば仰角0°，下鼻道であれば仰角30°または70°の鼻内視鏡を使用するとよい．

鼻茸や鼻中隔弯曲，手術痕を確認する．

X線CT, MRI検査

　画像診断は被曝や費用負担の面からも全例に行われる検査ではないが，顔面の外傷，鼻内手術歴や，副鼻腔炎の既往がある場合や腫瘍の疑いが否定できない場合に施行する．一般検査・内視鏡査にて涙囊鼻腔吻合術が必要とされた症例では，涙道と周辺組織との位置関係を把握するためにもX線CTは必ず施行しておきたい．顔面外傷の既往がある患者では異物が埋没している可能性が否定できないため，磁性体であることも考慮して，MRI検査は施行せずに，X線CTなど他の画像検査から行うほうがよい．

　MRI検査は軟部組織の描出が優れており，特に腫瘍を疑う症例で行いたい．

　涙道疾患でのX線CT撮影では「副鼻腔」を指定し，骨条件も併せて撮影することで，外傷による骨折の有無や，炎症や腫瘍での骨破壊の有無など骨組織を評価するのが望ましい．涙道造影を行う要領で涙道内に水溶性造影剤を充填して撮影すれば，閉塞部の補助診断にもなる．

　X線CT，MRIともに，水平断・冠状断での左右差がないか確認する．涙道閉塞の原因となる腫瘍や炎症所見があればその範囲を検討する．涙道だけでなく副鼻腔の異常の有無をチェックできるように観察する目を養いたい．

　鼻腔の異常があれば耳鼻科との連携が必要であり，腫瘍性疾患であれば組織診断や全身検索が必要である．涙道腫瘍には乳頭腫や悪性リンパ腫，悪性黒色腫，腺癌などがあるが特に涙道腫瘍は悪性であることが多いため，期を逸することなく精査・加療が必要である[6]～[10]．

文　献

1) MacEwan CJ, Young JD：The fluorescein disappearance test (FDT)：an evaluation of its use in infant. J Pediatr Ophthalmol Strabismus, 28：302-305, 1991.
2) 加藤　愛，矢部比呂夫：涙囊鼻腔吻合術における閉塞部位別の術後成績．眼科手術，21：265-268, 2008.
3) 飯田文人：先天性外涙囊瘻の小学校健診における発現率．臨眼，59(8)：1299-1301, 2005.
4) 佐々木次壽：涙道内視鏡所見による涙道形態の観察と涙道内視鏡併用シリコンチューブ挿入術．眼科，41：1587-1591, 1999.
5) 杉本　学：シースを用いた新しい涙道内視鏡手術．あたらしい眼科，24(9)：1219-1222, 2007.
6) 児玉俊夫，野口　毅，山西茂喜ほか：涙囊部腫瘍性疾患の頻度と画像診断の有用性についての検討．臨眼，66(6)：819-826, 2012.
7) 秋澤尉子，安澄健次郎，島田典明ほか：涙囊に原発したB cell lymphomaの1例．臨眼，56(12)：1702-1706, 2002.
8) 一色佳彦，森寺威之，栗山晶治：涙囊鼻腔吻合術後に診断された涙囊部低分化型腺癌の1例．臨眼，67(4)：539-543, 2013.
9) Franagan JC, Stokes DP：Lacrimal sac tumors. Ophthalmology, 86：1282-1287, 1978.
10) 中村真太郎，武田啓治，田中玲子ほか：涙囊悪性黒色腫の2例．日本眼科紀要，58(9)：561-566, 2007.

◎特集／涙道診療 ABC

涙道周辺の解剖

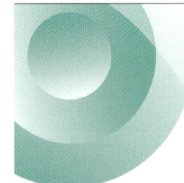

園田真也[*1]　田松裕一[*2]

Key Words：Horner 筋(Horner muscle)，前篩骨動脈(anterior ethmoidal artery)，前篩骨神経(anterior ethmoidal nerve)，滑車下神経ブロック(infratrochlear nerve block)，maxillary line，鉤状突起(uncinate process)

Abstract：近年発達してきた涙嚢鼻腔吻合術の鼻内法やシース誘導涙管チューブ留置術は内視鏡を用いてモニターの画像で処置を行うため，術野周囲の解剖学的構造を熟知していることが求められる．

確実に理解すべき重要な構造物として，筋では涙道のポンプ機能に関与する Horner 筋を含む眼輪筋，血管では球後出血の原因ともなる前篩骨動脈，神経では麻酔の目標となる前篩骨神経，そして上顎骨，涙骨，篩骨などの骨形態などが挙げられる．

臨床手技を検討すると，滑車下神経ブロックでは球後出血のリスクを避けながら有効な除痛を得るために，麻酔針の長さや刺入位置を決定することが大切である．また安全に手術を行うため，術野を確実に同定し，手術器具を安全に操作できる範囲を理解することが大事である．

はじめに

涙道手術は，涙嚢鼻腔吻合術(以下，DCR)鼻外法などの場合，直接涙道を見ながら手術することが可能だが，近年発達してきた DCR 鼻内法やシース誘導涙管チューブ留置術(以下，SGI)などでは涙道内視鏡・鼻内視鏡などを駆使して，肉眼で見ることができない涙道に対して画像情報で外科的な処置を行うことを特徴とする．その際に得られる画像は二次元であり，頭の中で三次元画像に再構築するためには筋・軟部組織・骨・血管系などの正確な解剖の理解が重要である．そこで涙道手術に関連する部位の解剖学的所見を部位別に解説する．また関連する涙道のポンプ機構，滑車下神経ブロックの手技についても論説する．

各部の解剖所見

1．筋の解剖[1]

涙液を能動的に押し出すポンプ機構の動力源として，眼輪筋とその分束筋である Horner 筋(以下，HM)の働きが重要である．

眼輪筋は大きく 3 つの部位に分けられる．
①眼輪筋眼窩部
②眼輪筋隔膜前部
③眼輪筋瞼板前部(HM を分枝させる)

図 1 は解剖標本で HM を剖出したものであるが，涙嚢外側後方に回り込み付着しているのが観察できる．また涙嚢円蓋部には眼輪筋組織が強く付着している．内側眼瞼腱(以下，MCT)は涙嚢体部前面を覆う．

理解を助けるために骨標本で筋の位置を模式図で示す(図 2)．

2．涙点から総涙小管部の解剖[2]

涙点は眼瞼縁の内側にあり，涙小管垂直部に続く．涙小管水平部が眼瞼と平行に内眼角に向かい，

[*1] Shinya SONODA，〒898-0011　枕崎市緑町 219　園田病院／鹿児島大学大学院医歯学総合研究科
[*2] Yuichi TAMATSU，〒890-8544　鹿児島市桜ヶ丘 8-35-1　鹿児島大学大学院医歯学総合研究科，准教授

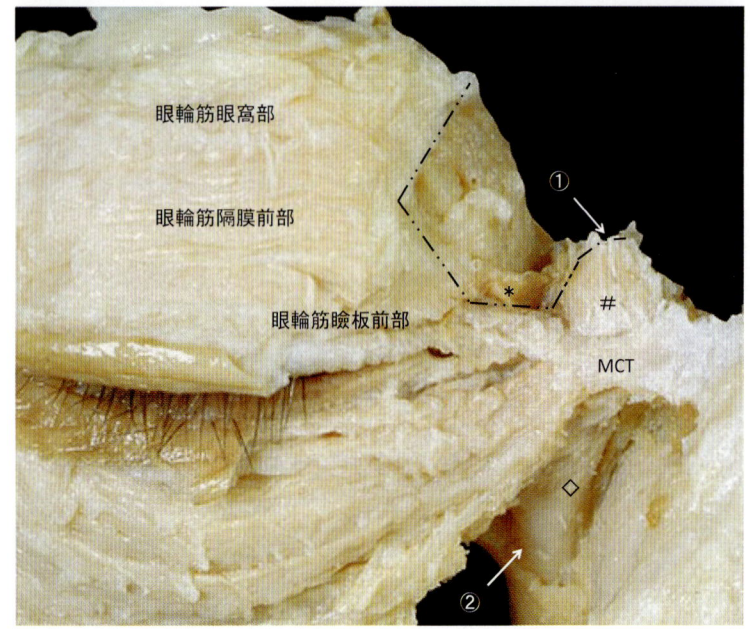

図 1.
右側内眼角付近の剖出写真
＊HM　＃涙嚢　◇鼻涙管
右側顔面．点線内は涙嚢円蓋部に付着した筋を HM を残し切除した標本．涙嚢上半分外側面は結合組織を介して HM に覆われている．涙嚢体部前面は MCT に覆われる．
①涙嚢の円蓋部には眼輪筋眼窩部，眼輪筋隔膜前部の線維が付着している．
②鼻涙管を剖出するために骨を除去している．

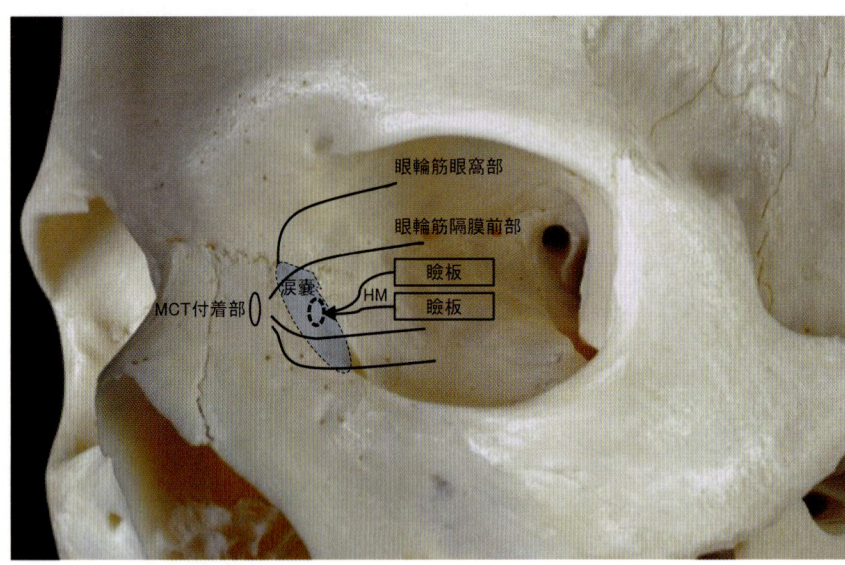

図 2.
左側眼輪筋走行の模式図
屈曲した HM が涙嚢外側後方に付着しているのが重要な点である．

上下涙小管が合流し総涙小管となり内総涙点から涙嚢に入る．重要なことは，涙小管のほとんどの部分は HM の中を走行するが，総涙小管に合流する手前から HM に覆われていないことである(図3)．

3．涙道のポンプ機能とは？[3]

眼球表面を灌流した涙液は，涙小管→涙嚢→鼻涙管を通り下鼻道へ排出されるが，涙道という経路が存在するだけでは導涙機構は成立しないため，能動的に働きかけるポンプ機能が必要となる．

涙道のポンプ機能は，涙嚢付近を構成する器官の複雑な運動の結果によって生み出される．最大の貢献をしているのが，涙小管から総涙小管にかけての部分を動かす HM と考えられる．涙小管を締め上げることによって涙液を移動させ，機能的な弁を形成して逆流を防ぎ，涙液を効率的に排出している．

4．血管の解剖[4]

DCR の術野である，涙嚢・中鼻甲介領域を観察するため，三次元 CT 血管造影画像において鼻の部分を前額断にて処理した(図4)．骨と血管の位置関係を示す．

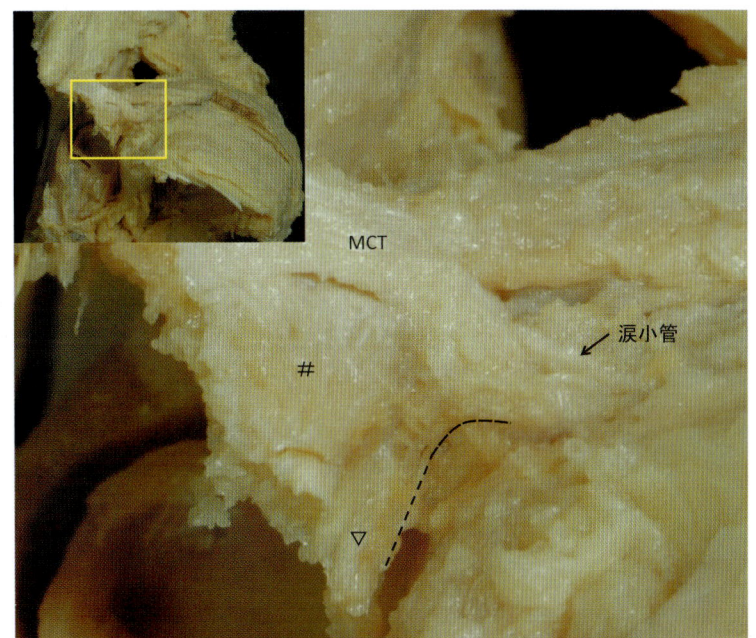

図 3.
右側内眼角部(図1)を上方より観察した写真
▽結合組織　#涙嚢
黄色い線で囲った部分を拡大．点線は弛緩したHMの弓形の屈曲を示す．総涙小管と涙小管水平部を露出（一部筋を除去）

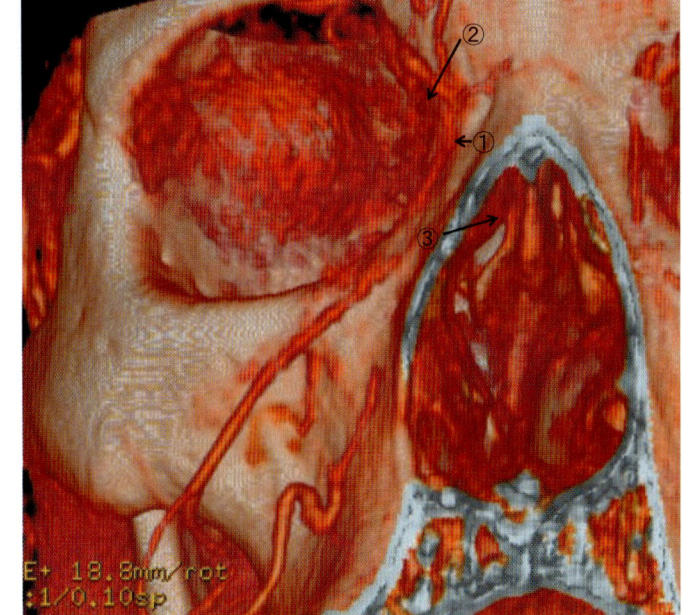

図 4.
右側眼窩から鼻腔付近のCT血管造影画像（加工）
血流が多い部位が赤く描出されている．眼瞼などの血管は画像処理にて除去してある．
①眼角動脈
②前篩骨動脈
③中鼻甲介領域の血管叢

重要血管として，

①眼角動脈：DCR鼻外法で顔面皮膚切開する際に損傷に気をつける．

②前篩骨動脈：前篩骨孔を通り，滑車下神経ブロックの際に針先で損傷すると球後出血の大きな原因になり得る．鼻内法術野栄養血管でもある．などが挙げられる．また重要な特徴として，

③鼻内法で扱う中鼻甲介領域では，血管叢が形成されており，どこを切っても出血から逃れることはできない．

さらに篩骨の中を走る血管を損傷した場合，構造上，圧迫止血すらできない場所もあるので，さまざまな止血手技をマスターする必要がある．

5．骨の解剖[4]

眼窩左側方から涙道周辺を観察すると，前方から鼻骨，上顎骨，前頭骨，涙骨，篩骨から構成されている．涙道前方の上顎骨のふくらみを上顎骨前涙嚢稜，涙道後方の涙骨のふくらみを涙骨後涙

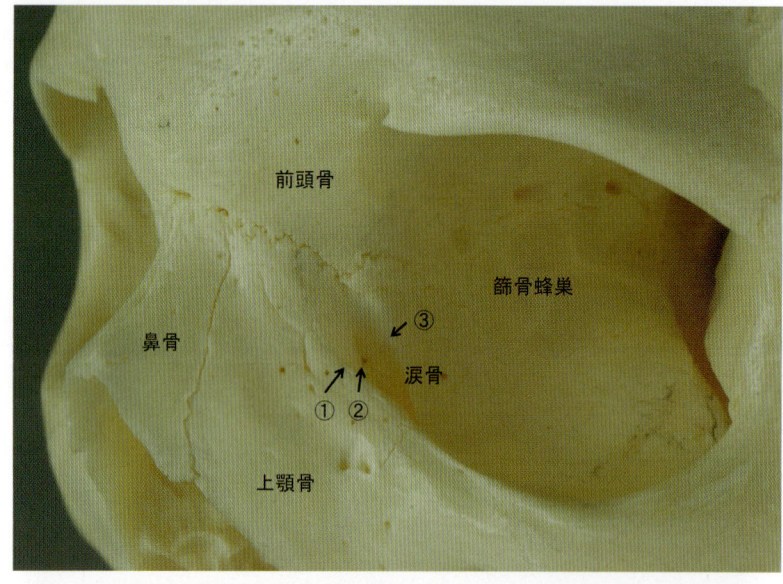

図 5.
左側眼窩の骨標本写真
①上顎骨前涙嚢稜
②涙骨上顎骨縫合(L-M suture)の凹み
③涙骨後涙嚢稜

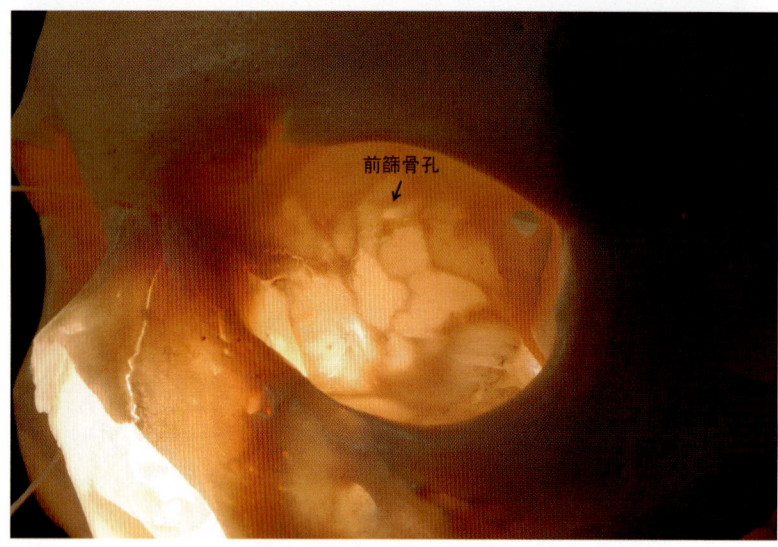

図 6.
図5と同一標本に光透過させた写真
鼻腔内から光源照射し，眼窩への透過光を観察．篩骨眼窩板の薄い部分が観察できる．ここに前篩骨孔も含まれる．

嚢稜といい，鼻腔側への骨の凹みが涙骨上顎骨縫合(L-M suture)である(図5).

骨性涙道を構成する骨は，上顎骨前頭突起，涙骨，下行突起，下鼻甲介から成る．骨性鼻涙管の薄い骨(上顎骨前頭突起と涙骨)の部分にDCRの骨窓を作成する．涙骨上顎骨縫合より後方の涙骨から篩骨眼窩板にかけては非常に薄い(図6).

鼻腔内では中鼻甲介，下鼻甲介，鼻中隔が観察される．観察できる骨突起の稜線はmaxillary lineと呼ばれ手術の際の目印となる．涙骨から後方には鈎状突起，篩骨胞がある(図7).

6．眼窩の解剖

眼窩の構造の特徴は，骨壁に囲まれた限られたスペースの中で，筋膜が神経・眼球・眼筋・血管を包み込み，その隙間に脂肪を収めていることにある．

涙道手術の際，術者は筋膜に包まれた滑車下神経にあたりをつけ，麻酔薬を効かせているのであるが，眼窩の複雑な構造ゆえに，針先で眼窩内の血管を損傷すると，閉鎖されたスペースの中で出血が起こる．これが球後出血である．

図8は脳摘出後の前頭蓋窩を上方から見たものである．前頭骨と篩骨が接合して眼窩内容物を保護するフレームを形成している．右眼は眼窩上壁の骨を除去して，篩骨と眼窩の関連を示したものである．滑車下神経ブロックの手技でピンク色の

歯科用印象材(歯型を採るためのシリコン系樹脂)2 ml を滑車下神経ブロックの手技で注入してある．印象材の注入されている範囲にも注目してほしい．

解剖所見より実際の手技を検討

1．伝達麻酔手技の検討[5]

涙道手術において滑車下神経ブロックが通常行われているが，実際に針を刺入する手技について検証してみる．滑車下神経ブロックは伝達麻酔に分類されるが，目標とする神経の周辺に麻酔薬を直接注射して，その部位から神経全体を麻痺させる方法であるため，確実な神経の走行を理解する必要がある．手術によって目的とするところは微妙に違うが，SGI などの場合，滑車下神経の涙囊への分枝部付近(図9)まで伝達麻酔の針先が入れば，ほぼ有効な除痛が得られると考えられる．

DCR ではもう少し中枢寄りの前篩骨神経付近まで針先を進める必要がある．前篩骨神経は鼻腔に分布するので，鼻操作を伴う DCR において，より有効な除痛が得られる．ただし，前篩骨動脈に近づくので球後出血のリスクは上がる．

前篩骨神経の走行を理解するために，できるだけ脂肪のみを除去し，元の位置に近い神経と血管の位置関係を維持して解剖を行った(図10)．血管の走行は非常に個体差が大きい．また特に留意すべき点として前篩骨動脈は前篩骨孔に入る部位で

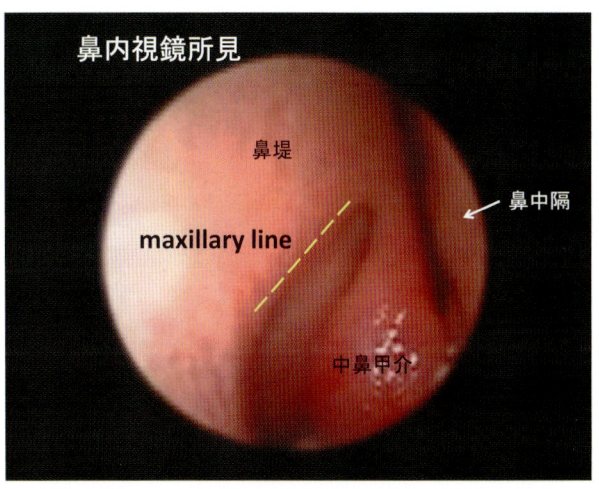

図 7．鼻内法の術中写真
術野の目標として maxillary line は重要である．

固定されているため，脂肪の中を走る他の血管に比べ，針先から逃げられずに損傷する可能性があり，主要な球後出血の原因血管になり得る．

実際の針先の位置を観察するために，篩骨と筋膜を除去した標本を示す(図11)．通常の方法で滑車下神経ブロックを行った際の 27 G(3/4 インチ)針の針先と神経の関係を観察すると，針先と前篩骨孔部分に距離が存在することがわかる．また内直筋は，針先により近い位置にある．麻酔効果が出現した際に複視が出やすい理由はこの位置関係にあると考えられる．

さらに，刺入する際の深さも検討した．26 G(1/2 インチ)針では前篩骨孔に到達しないが，27 G(3/4 インチ)針では前篩骨孔に到達する可能性がある．手術で必要な除痛範囲に応じて刺入する深さを調

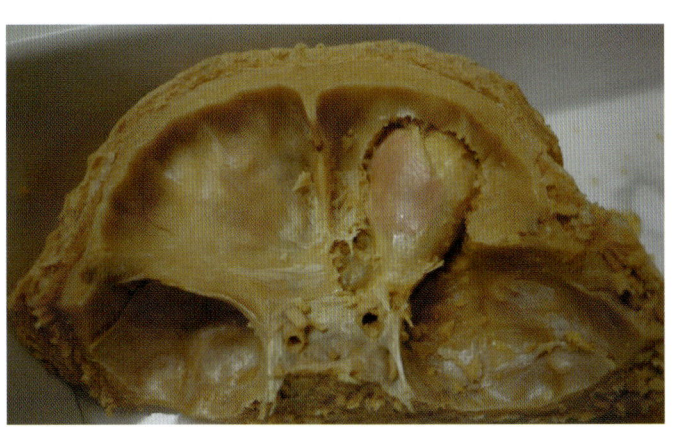

図 8．
脳摘出後の前頭蓋窩を上方から見た写真
右眼は眼窩上壁を除去してある．

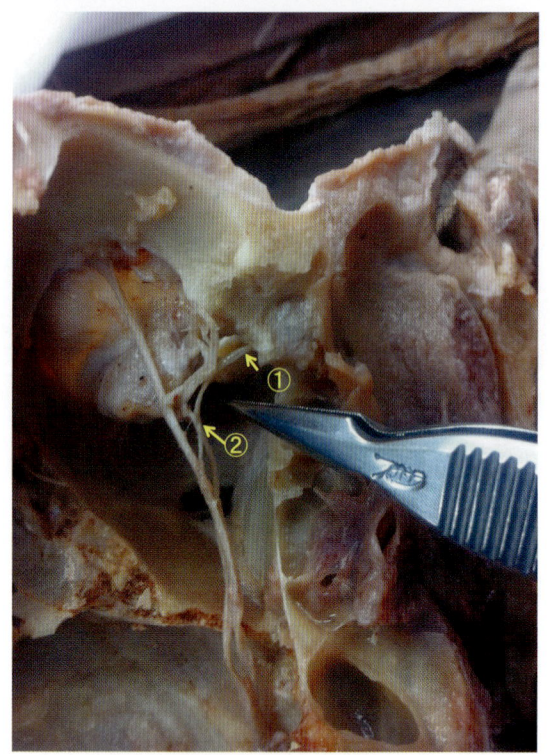

図 9. 左側眼窩の滑車下神経剖出写真
眼瞼を残し眼窩内組織を除去してある．滑車下神経の走行とその涙嚢分枝を示す．
①涙嚢分枝　　②前篩骨神経部

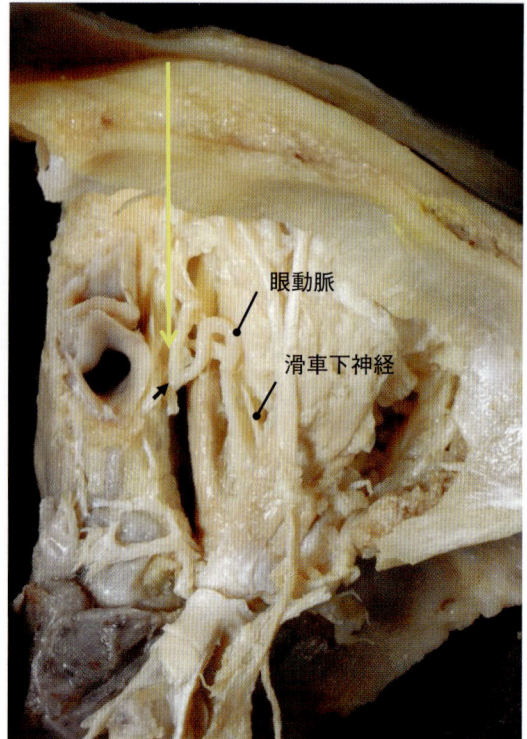

図 10. 右側眼窩の剖出写真
上斜筋を除去し，眼動脈の走行，前篩骨動脈を分枝する位置を示す．黄色矢印は針の刺入方向．黒矢印が前篩骨孔部を示す．

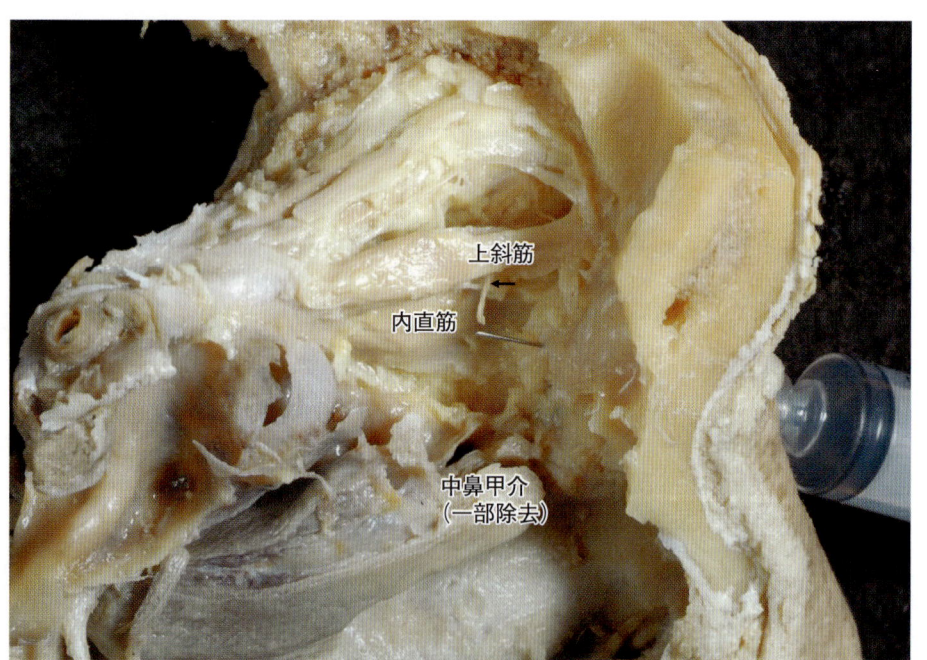

図 11. 左側眼窩の内側壁を除去した剖出写真
篩骨（→前篩骨孔部．前篩骨神経を残す），眼窩筋膜を除去した標本．滑車下神経ブロックの手技で27 G(3/4インチ)の針を刺入した際の針先の位置を示す．

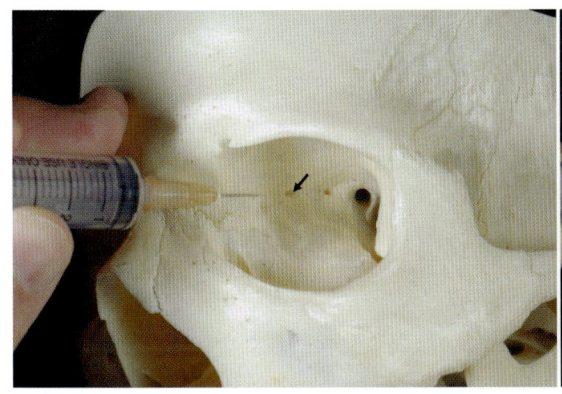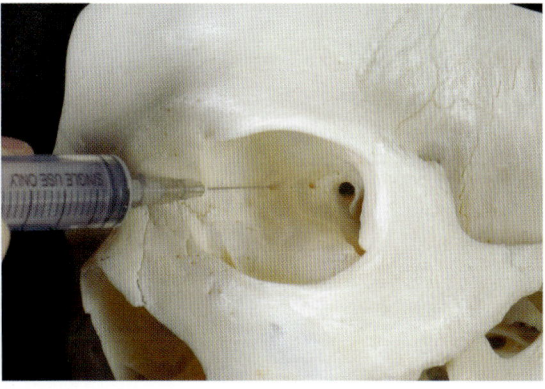

図 12. 針の長さと前篩骨孔の位置関係を示す骨標本
矢印は前篩骨孔．27 G(3/4 インチ)針では前篩骨動脈に届く可能性がある．

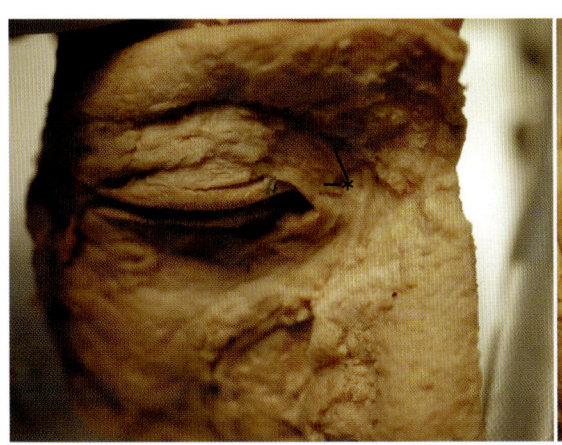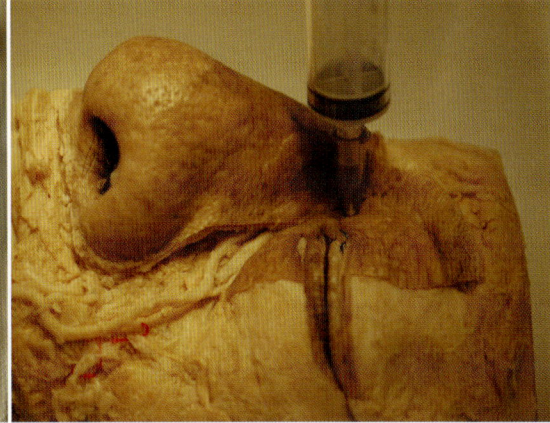

図 13. 刺入点と刺入角度を示した剖出写真
皮膚を除去して刺入部を示す．黒点は靱帯の交叉部を示し，その後方に涙囊が存在する．

節する必要性がある(図 12)．

刺入部位を示す目印は，内眼角部のえくぼ状の凹み(内眼角の靱帯の水平部と垂直部の交叉する場所)である．ここから眼窩の骨壁に沿い，ほぼ垂直に 10～19 mm 刺入する(図 13)．

重要な点として，正しく刺入できた場合には針先に抵抗はないが，何らかの抵抗がある場合にはその角度は正しくないと考えられるので，穿刺のやり直しが推奨される．針先を動かすと球後出血(図 14)のリスクが増大するので，不必要に耳側に刺入したり，傾けたりして眼球を傷つけないように注意する．また，細すぎる針は刺入する際に弯曲し，意図しない方向に向かう可能性もあるため，眼球穿孔などの合併症の原因になり得る．さらに針先の感触もつかみにくい．ちなみに筆者は 26 G (1/2 インチ)針を使用している．麻酔薬を注入す

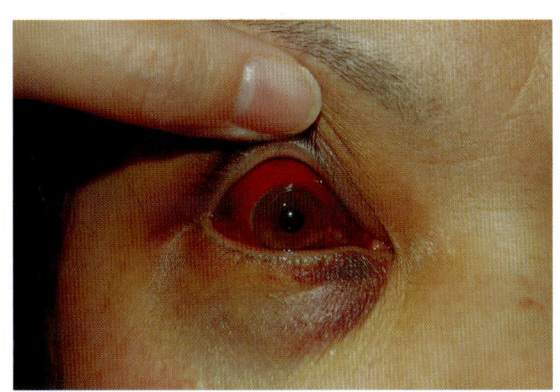

図 14. 球後出血をきたした症例写真
球後出血は眼瞼皮下出血，球結膜下出血，眼瞼の腫脹を症状とする．麻酔，手術侵襲，外傷などさまざまな要因で起こる眼窩内出血であるが，症状は同じである．

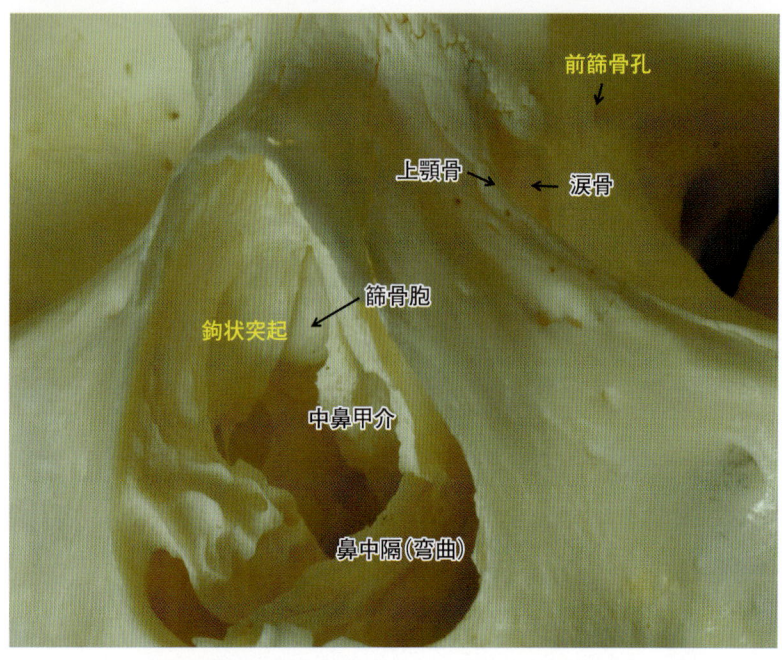

図 15.
鼻内法の術野を示す骨標本写真
図5と同標本を鼻腔より観察

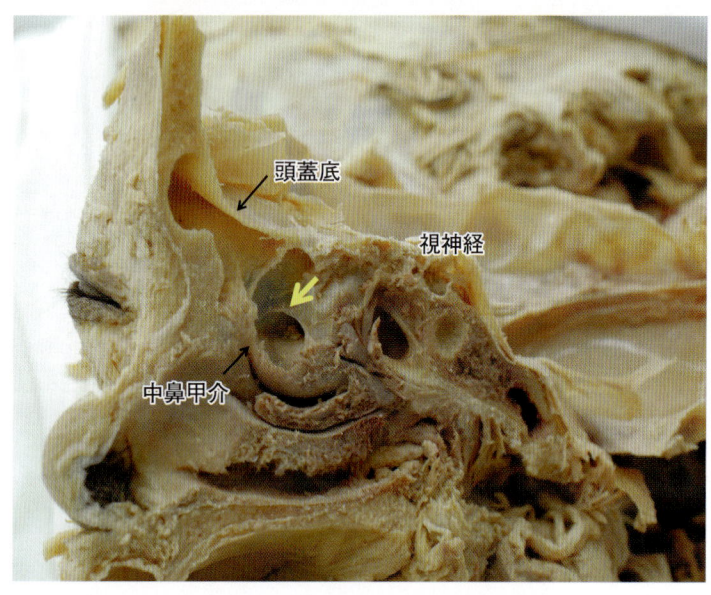

図 16.
鼻内法の術野を示す骨標本写真
右側頭蓋を正中よりやや右側で矢状断したものである．黄色矢印は篩骨眼窩板を通して印象材が透けて見えるところ≒前篩骨孔付近を示す．

る前には血液の逆流がないことを必ず確認する．注射後，最低1分間程度は圧迫し，皮下出血など異常の有無も確認する．

　麻酔薬としては2％キシロカイン®の使用が推奨される．眼窩の構造上，薬液が球後に回る可能性もあるため，エピネフリン添加の麻酔薬は血管閉塞などの危険を伴う．また確実な除痛を得るためには，ある程度の麻酔薬の量が必要であると考えられる．SGIで涙囊への分枝に確実に注入できれば1 m*l*前後，確実な除痛が必要なDCRでは3 m*l*前後は必要と考えられる．

2．DCRで留意すべき解剖所見[6]

　DCR鼻外法の術野はMCTの高さを上限として，下方は閉塞部位もしくは骨性鼻涙管の入り口までである．十分な術野を確保するために上顎骨前頭突起から前涙囊稜までの骨を除去する必要がある．

　DCR鼻内法においては術野を正確に同定し，鼻粘膜を切開して骨より剥離した後に鉤状突起の処理が必要になる場合がある．鉤状突起は，篩骨蜂巣によって形成される篩骨迷路の，内側壁から出る鎌状の骨突起であり，上顎骨，涙骨に付着し

ていることが多い．そのため，涙嚢粘膜鼻腔側に展開するために鉤状突起の除去が必要となる場合もある（図15）．

図16は頭蓋を正中より右側で矢状断したものである．印象材（青色）の集積しているところが前篩骨孔付近である．鼻内法の術野である中鼻甲介と頭蓋底（損傷すると髄液鼻漏などを起こす）との位置関係，眼窩後方の視神経などとの距離感を理解してほしい．

まとめ

涙道手術は，眼科の他の分野の手術に比べて眼窩内，鼻腔内の構造を詳細に理解する必要がある．また導涙機構，安全な麻酔手技の理解は必須である．手術を成功に導くためにもぜひ確実な知識を習得してほしい．

観察標本は医学歯学の教育研究のために鹿児島大学に献体されたご遺体からの摘出試料である．すでに学生の解剖学実習に供されたものを死体解剖保存法に基づき剖出観察した．献体者様のご遺志ならびにご遺族様のご協力に心より感謝申し上げます．

文　献

1) Oliver J：Color atlas of lacrimal surgery, Butterworth & Heineman, Oxford, Boston, p. 5, 2002.
2) 柿崎裕彦：内眥部の解剖と導涙機構．日眼会誌，**111**(11)：857-863，2007.
3) 園田真也：Q 涙道のポンプ機能を教えてください．あたらしい眼科，**30**（臨増）：13-15，2013.
4) 宮崎千歌：涙道手術に必要な解剖．眼科グラフィックス，**4**(2)：202-205，2015.
5) 園田真也：涙道手術における麻酔．眼科グラフィックス，**3**(4)：425-430，2014.
6) 園田真也：篩骨から眼窩内組織にかけての解剖．眼科グラフィックス，**4**(4)：404-407，2015.

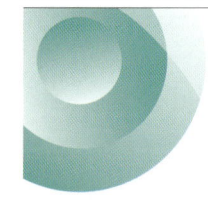

◎特集/涙道診療 ABC

涙道の炎症

岩田明子*1 江口 洋*2

Key Words : 急性涙囊炎(acute dacryocystitis),慢性涙囊炎(chronic dacryocystitis),涙小管炎(canaliculitis),細菌学的プロファイル(bacteriological profile)

Abstract : 代表的な涙道炎症性疾患は,急性涙囊炎・慢性涙囊炎・涙小管炎である.これらはほとんどが細菌感染症であるため,抗菌薬を使用する機会が多い.その際,起炎微生物の疫学情報を考慮すべきだが,これまでの報告でわかっていることは,①急性涙囊炎は慢性涙囊炎よりもグラム陰性桿菌が分離される頻度が高い,②慢性涙囊炎は急性涙囊炎よりも分離菌が多岐にわたる,および③涙小管炎の起炎菌は明確ではない,ということである.的確な治療方針の決定には,日本における涙道炎症性疾患の起炎菌に関する,厳密なデータベース作成が急務である.

はじめに

1. 抗菌薬使用の是非

涙道の炎症性疾患の多くは,涙道の閉塞・狭細化に伴う細菌か真菌の感染症である.細菌感染の頻度が高いため,治療時に抗菌薬を投与する機会が多いが,必ずしも自施設の涙道炎症性疾患の症例から分離された細菌のプロファイルを把握し,その薬剤感受性を考慮して抗菌薬が選択されているわけではないようである.周術期に,とある一系統の抗菌薬の全身投与が一律になされているのを見かける一方で,処置や手術時に抗菌薬の投与は不要との意見もある.

2. 抗菌薬選択の根拠

涙道の閉塞・狭細化によって,涙道に何らかの物質が貯留することが炎症の初期段階であるならば,手術や外科的処置が根治療法となる.しかし,抗菌薬を使用せずに経皮的な涙囊鼻腔吻合術を施行した場合,術後の眼窩蜂窩織炎の発症率は約20%になるが,周術期に抗菌薬を使用することで,その頻度を大幅に低減できるとの報告[1)2)]がある.先天鼻涙管閉塞に対するプロービング治療中には,最大で17.5%の症例が菌血症をきたしているとの報告[3)〜5)]があり,稀だが,急性涙囊炎から致死的な眼窩膿瘍をきたした報告[6)]もある.したがって,一律に「抗菌薬は使用しない」との判断は危険である.しかし抗菌薬を使用するならば,その選択には根拠が必要である.そのためには,各施設および本邦における涙道疾患症例から分離される細菌のプロファイルと薬剤感受性のデータベース作成が急務である.

急性涙囊炎

1. 病 態

涙囊での細菌の異常増殖で生じた炎症によって,多量の分泌物が涙囊に貯留することが原因である.涙道障害をきたす症例の2.4%に発症するとの報告[7)]がある.貯留した分泌物を涙囊から除去することで消炎されるが,多くの症例において,涙囊内で何らかの微生物が優位になって発症して

---

*1 Akiko IWATA,〒770-8503 徳島市蔵本町 3-18-15 徳島大学大学院ヘルスバイオサイエンス研究部眼科学分野
*2 Hiroshi EGUCHI,〒590-0132 堺市南区原山台 2-7-1 近畿大学医学部堺病院眼科,准教授

いるため，その微生物に効果のある抗菌薬投与でより早い消炎が期待できる病態でもある．

2．臨床所見と症状

涙囊部の発赤・腫脹を伴う疼痛や，同部の圧痛，眼脂を訴える．涙囊部の皮膚が著しく緊満し，その後に自然排膿されていることもある．その場合は，同部からは血液が混じった悪臭を放つ涙囊分泌物が流出していることや，皮瘻が形成され，そこが痂皮化していることもある(図1)．

3．細菌学的分布

さまざまな菌種による報告がある．慢性涙囊炎よりも，*Klebsiella*属，大腸菌，緑膿菌，*Enterococcus*属などのグラム陰性桿菌が高率に分離されるとの報告[8]，同じグラム陰性桿菌でも，海外は緑膿菌が多いのに対して，本邦ではインフルエンザ菌が多いとの報告[9]がある．乳幼児では，海外は黄色ブドウ球菌，インフルエンザ菌，肺炎球菌，連鎖球菌属が多く分離されるのに対して，本邦では表皮ブドウ球菌の分離頻度が高いとの記載もある[9]．近年の海外の報告[10]では，急性例・慢性例とも最多分離菌は*Staphylococcus*属だが，前者は，より病原性のある黄色ブドウ球菌の，後者はより弱毒の表皮ブドウ球菌の分離頻度が高いとある．最終的には，症例に応じた薬剤の選択をすべきであり，分泌物の塗抹・検鏡と厳密な培養結果での吟味が必要である．

慢性涙囊炎

1．病態

涙道の完全，あるいは部分的な閉塞に併発した涙囊内の微生物増殖で惹起される，涙囊の比較的弱い炎症である．急性涙囊炎の沈静化後にも起きる．涙囊鼻腔吻合術中に見つかる涙囊内の結石は，剥離した涙囊上皮が結合し，その上皮が産生したタンパクや細胞残査物が円柱状に蓄積・石灰化したものと考えられている[11]．しかし，病理学的にカルシウムが検出されないものも多く，必ずしもカルシウムによる石灰化とは言えない．

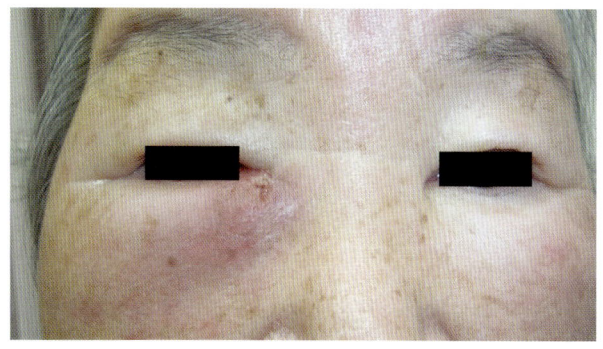

図1．急性涙囊炎
右側の涙囊部皮膚に発赤，腫脹，自開排膿した痕跡がある．

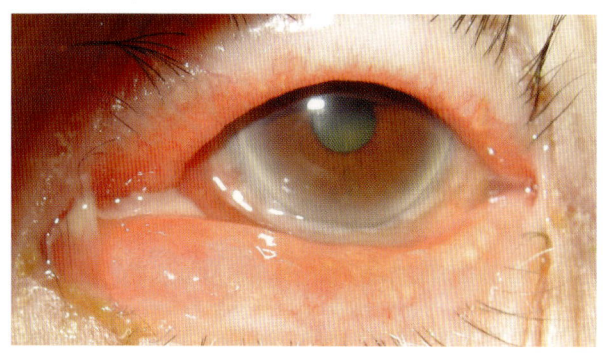

図2．涙小管炎
内眼角部の発赤・腫脹，眼瞼炎，結膜充血および涙点の眼脂がある．

2．臨床所見と症状

流涙，結膜充血，眼瞼炎，粘液膿性の眼脂などが主症状である．涙管通水検査をしないと，単なる慢性結膜炎と誤診される．

3．細菌学的分布

涙囊分泌物から分離される細菌は，急性涙囊炎より多岐にわたるが，急性涙囊炎症例よりもグラム陽性球菌の分離頻度が高く，*Staphylococcus*属が最多との報告が多い[12)～14]．なかでも表皮ブドウ球菌が最多との報告[10]があるが，本邦の高齢者の場合，高率にメチシリン耐性黄色ブドウ球菌(methicillin-resistant *Staphylococcus aureus*；MRSA)が分離される可能性を認識すべきである．

涙小管炎

1．病態と疫学

涙小管における何らかの微生物感染が涙石形成のきっかけとなり，形成された涙石が涙小管内を閉塞させることで発症するとされている[15)16]．

2. 臨床所見と症状

内眼角の腫脹,涙点拡張,涙点の眼脂等がある(図2).流涙,眼瞼の違和感や刺激感などを訴えるため,慢性結膜炎との鑑別が困難なことが多い.涙嚢炎,麦粒腫,霰粒腫と誤診されていることもあり[17],診断に至っていない症例が多いと推察される.診察時に,涙石を細隙灯顕微鏡で確認できることは少ない.

3. 細菌学的分布

古くから *Actinomyces* 属が原因とされてきた[15)18)]が,*Arachnia propionica*,*Nocardia asteroids*,*Fusobacterium* 属,黄色ブドウ球菌や真菌との関連も指摘されている[19].その他,*Mycobacterium* 属,*Streptococcus* 属,*Propionibacterium acnes*,*Corynebacterium* 属,緑膿菌,*Citrobacter* 属,*Chryseobacterium* 属,*Proteus mirabilis*,*Bacteroides fragilis* などさまざまな起炎菌の報告がある[20].偏性嫌気性菌(嫌気培養をしなければ生えない菌)が多く分離されると考えられているが,*Staphylococcus* 属が最も高頻度(39%)に分離されたとの報告[21]もある.「涙小管炎は *Actinomyces* の菌石による」「嫌気培養をしないと起炎菌は掴めない(好気培養結果は参考にならない)」とは断言できない.

感染症学的にみた涙道診療

1. 本邦での問題点

涙嚢分泌物の培養結果は,地域性があると言われている.本邦では,涙道炎症性疾患での検体の培養結果に関して,統一基準に基づいた多施設共同研究の報告はない.今後は,国内での抗菌薬使用状況と,涙道疾患の起炎菌の分布や薬剤感受性に関する全国規模の調査結果に基づいたデータベースの作成が必要である.

2. 今後のあり方

兵庫県立塚口病院での2004年から2006年の2年間に,涙道炎症性疾患から採取した検体の培養を実施した440余例中,培養陽性であった約180例の結果から判断すると,分離された細菌の約40%は偏性嫌気性菌か微好気培養が必要な通性嫌気性菌であった(図3).すなわち,検体中にそれらを起炎菌として採取できていても,検体の保存方法,検査機関への移送方法,および検査機関での培養法によっては,報告されない可能性が高い.さらに,涙嚢分泌物の細菌DNA次世代シークエンス自検例では,培養で報告された菌は優位菌ではなく,他の細菌DNAのほうが多数検出された(未発表データ)ものがあった(図4).今後は固定観念にとらわれず,かつ経験論のみで議論することなく,涙道炎症性疾患から採取した検体に対して塗抹・検鏡,厳密な培養および細菌のDNA解析を実施し,臨床経過を加味しつつそれらの結果を比較検討することが重要である.

文献

1) Walland MJ, Rose GE : Soft tissue infections after open lacrimal surgery. Ophthalmology, 101 : 608-611, 1994.
2) Vardy SJ, Rose GE : Prevention of cellulitis after open lacrimal surgery : a prospective study of three methods. Ophthalmology, 107 : 315-317, 2000.
3) Eippert GA, Burnstine RA, Bates JH : Lacrimal duct probimg induced bacteremia should children with congenital heart defects receive antibiotic prophylaxis? Pediatr Ophthalmol Strabismus, 35 : 38-40, 1998.
4) Grech V, Smmut P, Parascandalo R : Bacterial endocarditis following lacrimal duct probing. J Pediatr Ophthalmol Strabismus, 38 : 49-50, 2001.
5) Venugopalan P, Ganesh A, Rafay AM, et al : Low frequency of bacteremia during eye surgery obviates the need for endocarditis prophylaxis. Eye, 15 : 753-755, 2001.
6) Mauriello JA Jr, Waaerman BA : Acute dacryocystitis : an unusual cause of life-threatening abscess with frozen globe. Ophthalmic Plast Reconstr Surg, 12 : 294-295, 1996.
7) Ali MJ, Joshi SD, Naik MN, et al : Clinical profile and management outcome of acute dacryocystitis : two decades of experience in a tertiary eye care center. Semin Ophthalmol, 30 : 118-123, 2015.

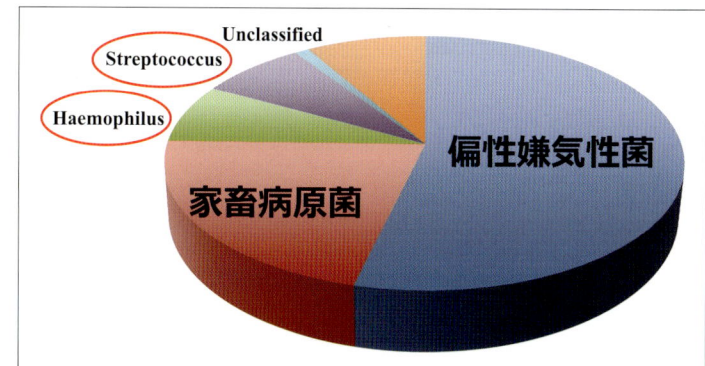

図 3.
涙嚢分泌物の培養結果（塚口病院のデータ）
Streptococcus 属, *Haemophilus* 属, *Corynebacterium* 属のような微好気を好む通性嫌気性菌や, *Neisseria* 属および偏性嫌気性菌のような, 嫌気培養をしなければ分離できない菌が約半数を占める（黄色背景の斜線）.

図 4.
涙嚢分泌物の次世代シークエンス結果
培養で報告された *Streptococcus* や *Haemophilus*（赤丸）は優位菌ではなく, 偏性嫌気性菌や家畜病原菌の DNA が優位であった.

8) Razavi, ME, Ansari-Astaneh MR, Farzadnia M, et al：Bacteriological evaluation of adult dacryocystitis in Iran. Orbit, **29**：286-290, 2010.
9) 児玉俊夫, 宇野敏彦, 山西茂喜ほか：乳幼児および成人に発症した涙嚢炎の検出菌の比較. 臨床眼科, **64**：1269-1275, 2010.
10) Eshraghi B, Abdi P, Akbari M, et al：Microbiologic spectrum of acute and chronic dacryocystitis. Int J Ophthalmol, **7**：864-867, 2014.
11) Herzig S, Hurwitz JJ：Lacrimal sac calculi. Can J Ophthalmol, **14**：17-20, 1979.
12) Hartikainen J, Lehtonen OP, Saari KM：Bacteriology of lacrimal duct obstruction in adults. Br J Ophthalmol, **81**：37-40, 1997.
13) Cahundhary IA, Shmsi FA, Al-Rashed W：Bacteriology of chronic dacryocystitis in a tertiary eye care center. Ophthalmic Plast Reconstr Surg, **21**：207-210, 2005.
14) Islam MN, Kukas J, Steinkogler FJ：Bacteriology and antibiotic therapy in congenital nasolacrimal duct obstruction. Acta Ophthalmol Scand, **78**：694-698, 2000.
15) Iliff, NT：Infections of the lacrimal drainage system. Ocular Infection and Immunity（Pepose JS, Holland GN, Wilhelmus KR eds）, Mosby, Baltimore, pp. 1346-1355, 1996.
16) Fulmer NL, Neal JG, Bussard GM, et al：Lacrimal canaliculitis. Am J Emerg Med, **17**：385-386, 1999.
17) Vecsei VP, Huber-Spitzy V, Arocker-Mettinger E, et al：Canaliculitis：difficulties in diagnosis, defferential diagnosis and comparison between conservative and surgical treatment. Ophthalmologica, **208**：314-317, 1994.
18) Graefe AV：Koncretionen im unteren Thraenenroerchen durch Pilzbildung. Arch fur Ophthalmol, **1**：284-288, 1854.
19) Hussain I, Bonshek RE, Loudon K, et al：Canalicular infection caused by *Actinomyces*. Eye, **7**：542-544, 1993.
20) Freedman JR, Markert MS, Cohen AJ：Primary and secondary lacrimal canaliculitis：a review of literature. Surv Ophthalmol, **56**：336-347, 2011.
21) Kaliki S, Ali MJ, Honavar SG, et al：Primary canaliculitit：clinical features, microbelogical profile, and management outcome. Ophthal Plast Reconstr Surg, **28**：355-360, 2012.

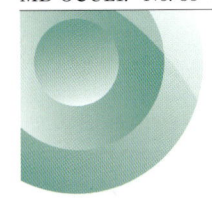

◎特集/涙道診療 ABC

涙小管疾患の治療
―涙小管再建できる場合―

鶴丸修士*

Key Words : 涙小管閉塞(canalicular obstruction), 涙小管炎(lacrimal canaliculitis), 涙小管断裂(canalicular laceration), 涙道内視鏡(lacrimal endoscope), 涙道内視鏡併用チューブ挿入術(lacrimal endoscopic intubation)

Abstract : 涙小管閉塞，涙小管炎，涙小管断裂などの涙小管疾患の再建には涙道内視鏡の使用が有用である．しかし，初心者にとって，最も操作が難しいのが涙小管であり，ひとたび失敗して仮道を作成してしまうと，医原性の閉塞となりその後の治療に難渋する．涙小管閉塞では，閉塞の状態を確認し，チューブ挿入ができるかが重要である．矢部・鈴木の分類を基に，治療を行う．涙小管炎では，診断を的確につけることが重要である．治療においては，菌石の除去が最も重要なポイントであり，涙道内視鏡は非常に有効な治療器具となる．チューブ挿入を行うかどうかの結論はまだ出ていない．涙小管断裂は，治療を行う時期，また涙小管の断端を探すための工夫が重要である．症例ごとに創部が大きく違うように感じるが，手技の基本は同じであり，丁寧に操作することが重要である．ピッグテールプローブは，使い方を誤らなければ禁忌とは言えず，ときに強力な治療ツールとなることもある．

はじめに

涙小管の再建は鼻涙管の再建と比較すると，内腔が狭いことから，やや困難となる局面が多い．また，ひとたび高度の狭窄や閉塞を起こすと，流涙症状の自覚も強く，再建には，Jones tube を挿入する結膜涙囊鼻腔吻合術(DCR)[1]まで視野に入れて治療する必要があり，治療が難しくなるだけでなく，施行できる施設も限られてくるため，やっかいな病態と言わざるを得ない．

涙小管疾患には，(一般的，または特発性の)涙小管閉塞，涙小管炎，涙小管断裂などがある．加えて本稿では，現在の topic の 1 つでもある TS-1®(S-1)による涙小管閉塞について，主に再建できる場合について述べる．

涙小管閉塞

涙小管閉塞に対する再建で，最も重要かつ必要であるものは適切な術前診断と涙道内視鏡の使用である．涙道内視鏡により，涙小管内腔を観察し，direct に閉塞部位を穿破し，チューブを挿入することで再建できる可能性がある．

1．涙小管閉塞の診断

ここでは，治療が主体なので，簡単に述べる．矢部・鈴木の分類[2]に基づいて診断する．通水検査を施行し，上涙点から通水を行い，下涙点から逆流があれば(もしくはその逆)，総涙小管以降の閉塞となり，grade 1 である．Grade 1 であれば，井上の報告[3]にもあるように，涙道内視鏡併用チューブ挿入術が成功率も高く，良い適応である．

治療：涙道内視鏡併用チューブ挿入術

2．涙小管閉塞の治療

a）Grade 1 に対する再建

総涙小管付近の閉塞(grade 2 も一部含む)を涙道内視鏡で観察する場合，Whitnall らの報告[4]では，10%強の涙小管は，総涙小管を形成せず直接涙囊に合流するため，anomaly に留意する．閉塞部位を DEP[5]，もしくは SEP[6]にて開放する．ポ

---

* Naoshi TSURUMARU, 〒834-0034 八女市高塚 540-2 公立八女総合病院眼科

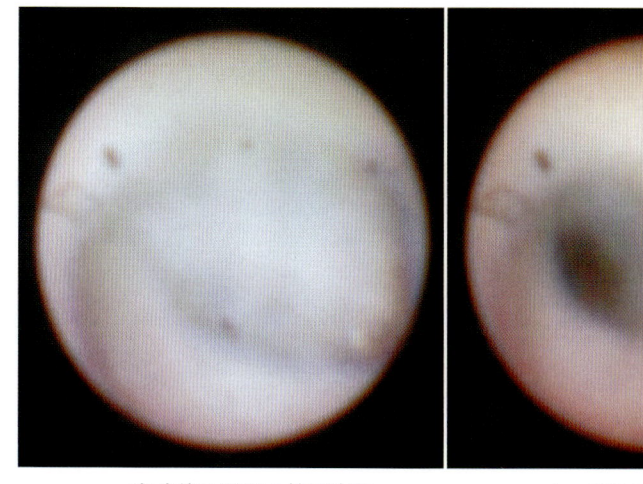

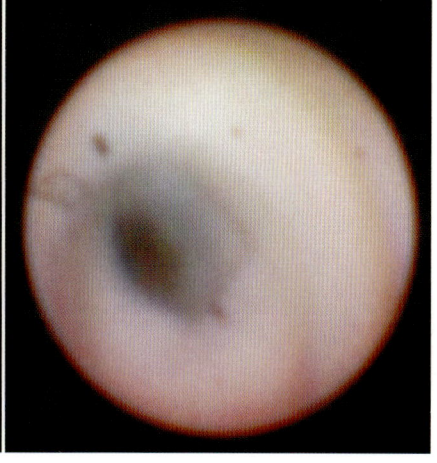

a. 穿破前の総涙小管閉塞部　　　b. DEP 施行後の状態
図 1. 総涙小管閉塞

イントとしては上下，どちらかの涙小管からトライして，すぐに穿破できない場合は，すぐに他方の涙小管からトライし直してみるべきである．無理に硬い閉塞を穿破しようとすると，仮道を形成する要因になりかねない．その方法をもってしても穿破できない場合は，SNEP[7]を行う．閉塞部位にシースを被せた内視鏡を当てたまま，内視鏡だけ引き抜き，同部位をブジーで穿破する手技である．ただし，この方法はある程度涙道内視鏡に習熟した中級者以上に勧められる手技で，初心者は無理してはいけない(図1)．

b) Grade 2, 3 に対する再建

涙小管閉塞 grade 2, 3 は症例によっては治療が異なってくる．

Grade 2 は，総涙小管～遠位涙小管の閉塞であり，上下の交通を認めないが，涙小管のほぼ大部分は正常のものである．この場合も涙道内視鏡により詳細な検査が可能であり，DEP, SEP, SNEP の良い適応である．ほとんどの場合は内視鏡併用チューブ挿入術が可能であるが，なかには非常に硬い閉塞で穿破が不可能な症例も存在する．その場合，手術室で，DCR ができるようにスタンバイし，経皮的に涙嚢を切開し，逆行性に涙小管閉塞を穿破するかトライしてみる．不可能であった場合は，DCR 鼻外法を行い，可能なら涙点側からブジーや涙道内視鏡で閉塞部位を再度穿破してみる．穿破できれば，涙管チューブをステントとして挿入し，手術終了とする．可能であった場合は，切開した涙嚢から涙道内視鏡を入れ，鼻涙管を検査し，鼻涙管に問題がなければ，涙道内視鏡併用チューブ挿入術を行い，涙嚢を閉鎖縫合し，手術終了とする．鼻涙管に異常があれば，異常の程度によって，DCR 鼻外法を行うことも考える．Grade 3 は基本的に涙道内視鏡による治療を行うのは難しい．ただし，筆者は，比較的若年で，流行性角結膜炎やヘルペスなどの原因がはっきりした，比較的 fresh な閉塞の場合，トライしてみる価値があると考えている．症例数が少ないため経験的ではあるが，高齢者の閉塞と異なり，比較的柔らかく，grade 3 の涙小管閉塞＋涙嚢部閉塞＋広範型鼻涙管閉塞(涙嚢直下から鼻涙管開口部までの閉塞)，つまり全涙道閉塞の症例でも内視鏡的に穿破しチューブ挿入が可能で，また術後の再閉塞のない症例をいくつか経験している．ただし，やはり基本的には他の治療を念頭に置くべきで，外来で涙道内視鏡検査を無理に行わずに，DCR 前提で，涙嚢を露出し，涙嚢側からピッグテールプローブや先端を自由に曲げることができる小川拡張針などで逆行性に涙小管を再建する．それでも再建不可能な場合は，Jones tube intubation を必要とする C-DCR となる(他項の解説を参照)．

涙小管断裂

涙小管断裂は，眼瞼内側の外傷に起因すること

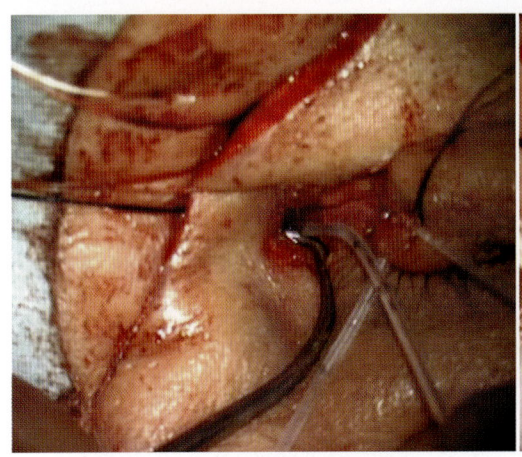

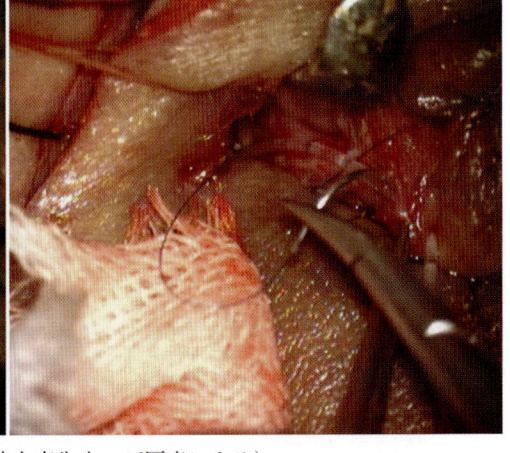

図 2．涙小管断裂の写真（鈴木亨先生のご厚意による）
a：涙嚢近位端での断裂．この場合鼻側断端は発見しづらく，できない場合は涙嚢切開し，
　涙嚢側から小川拡張針，ピッグテールプローブにて逆行性に検索する．
b：涙小管断端同士は，チューブ挿入後，できるだけ縫合して合わせるようにしておく．

が多く，眼瞼裂傷の 16％ に合併するとの報告がある[8]．涙小管断裂の最大の問題は，受傷してから涙道専門医を受診するまでに時間がかかる場合があることである．外傷であり，眼科医以外を初診することも多く，その場合，眼瞼縫合のみで，見過ごされてしまう場合も多い．手術のタイミングに関してはさまざまな意見があるが，杉田らは受傷後約 10 日目までは良好であった，と報告している[9]．それ以上になると，組織の瘢痕や収縮などの問題もあり治癒に至らない可能性もある．ここでは再建できる場合について述べる．

1．術前麻酔

慣れていない場合は全身麻酔がよい．局所麻酔だと創部への麻酔薬の浸潤により組織がわかりにくくなったり，また術中の患者の疼痛などで冷静な手術が不可能となる可能性がある．中級者以上であれば，局所麻酔でも対応できる場合が多い．

2．術野展開

前医で処置がない場合はよいが，縫合などの処置がされている場合は，まず縫合を，組織を傷つけないように丁寧にとく．次に，創部の展開が大切である．創部は一度に展開するのではなく，釣り針型開創鉤や 3-0～4-0 ナイロン糸で少しずつ組織および眼輪筋を展開するようにする．

3．涙小管断端の確認

耳側涙小管断端は，涙点からブジーを挿入すれば確認は容易である．問題は鼻側である．鼻側の断端は基本的に術野を丁寧に展開していく段階で発見できる場合が多いが，涙嚢側に近いところで断裂していた場合，深部に存在し発見が容易ではない場合がある．その場合，奥へ奥へと組織をかき分けていくのではなく，一度方向を考え，再度やり直すようにするとよい．不可能であれば，涙嚢を切開し，逆行性に内総涙点から涙小管を探すようにする．この場合，涙嚢側からピッグテールプローブや小川拡張針を用いて探す（図 2）．

4．チューブ挿入〜創部閉鎖まで

両断端を見つけることができたら，チューブを挿入する．断裂涙小管側のみなら monocanalicular tube（世界的にはさまざまな種類があるが，現在国内で入手可能なのはイーグル涙道チューブ）でも可能であるが，チューブ径が細いため，ヌンチャクチューブを挿入したほうが安心である．涙小管縫合には 9-0 ナイロンなどを用いる．縫合が厳しい場合は，周辺の組織を寄せるよう縫合すれば十分との報告[10]もあるが，より確実性を求めてできるだけ縫合したほうがよい．

創部の閉鎖で最も重要なのは，Horner 筋の修復である[11]．挫滅創であれば筋の修復もなかなか難しい場合も多いが，術後のポンプ機能の再建も意識して，深部の組織や筋肉同士はできるだけ縫合閉鎖するようにする．

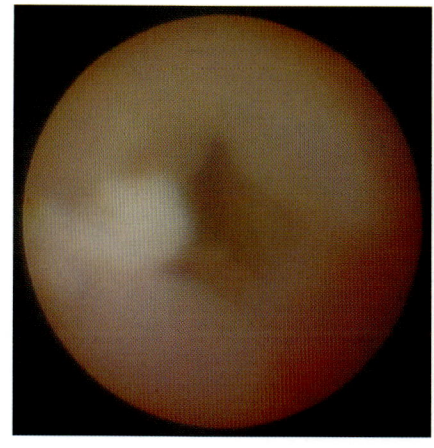

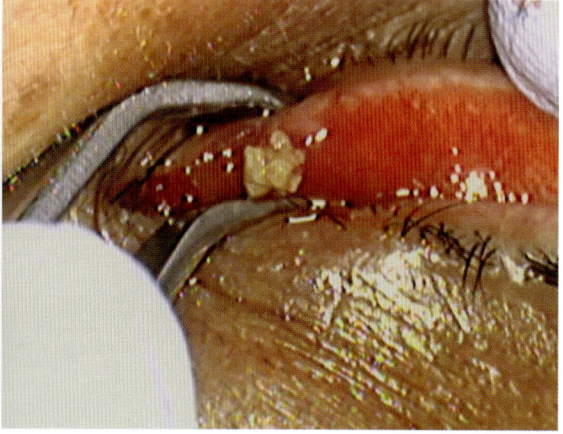

図 3. 涙小管炎における内腔所見と菌石
a：涙道内視鏡による涙小管内腔．浮腫状で，慢性炎症の影響と思われる．
b：涙点より圧出された菌石を認める．

5．術後処置

術後は抗菌薬点眼，低濃度ステロイド点眼を行う．皮膚の糸は5～7日目に抜糸する．チューブ抜去は約2～3か月後であるが，可能であるならば，抜去時に涙道内視鏡検査を行うとよい．

ピッグテールプローブは，涙小管再建では禁忌と記載されている文献が多い[12]．しかし，奥島ら[13]は，有用であった症例を報告しており，またJordanら[14]は，同様にピッグテールプローブを用いてシリコンチューブを留置して97.4％の成功率を出している．また，その他にも上述したように，涙嚢を切開して逆行性に涙小管閉塞を再建したり，断端を探すときには有用である場合もある．ピッグテールプローブ＝禁忌ではなく，抵抗を感じれば無理に進めない，優しく丁寧に扱う，という基本的な動きを心がけて使用すれば，最終的な方法として有用な場合もある．

涙小管炎

涙小管炎は，結膜炎と症状が似ているため，日常診療で見落とされがちな疾患である．また，近年，涙道内視鏡の登場により，治療が変化してきているので注意が必要である．

1．外来における簡易検査

まず視診で，排膿，発赤，涙点付近の膨隆など通常の結膜炎とはやや異なる症状を呈しており，通水検査などで痛みを伴い通水がある，易出血性である，などがあれば本疾患を疑う．

2．涙道内視鏡検査の重要性

涙道内視鏡検査で必要なのは，菌石の有無の確認である．菌石がない場合は，培養を行い，感受性検査後，まず点眼にて保存的な加療を行ってもよい．しかし，通常菌石がない状態は稀であり，菌石を認める場合が圧倒的に多い．また，涙小管内腔は慢性炎症の影響で浮腫状である場合が多い（図3-a）．

治療の基本はこの菌石の除去であり，涙道内視鏡が重要な治療機器となる．

まず，創部に2％キシロカイン（リドカイン）の局所麻酔，もしくは滑車下神経麻酔を行う．次に涙点をできるだけ拡張する．拡張針を用いるが，拡張しにくい場合は，涙点を耳側に約1mm程度切開し，再度，鈍な拡張針で拡張させる．十分な拡張が得られたら，綿棒もしくは指で涙小管を圧迫して涙小管内の菌石を涙点側から圧出する（図3-b）．さらに抗菌剤入りの生理食塩水で涙洗を行い，再度圧出を行う．この行為を数回繰り返すとより効果的である．

次の手段としては，鋭匙の使用，もしくは涙道内視鏡の使用を考える．

鋭匙は，内壁を損傷してしまい，医原性の涙小管閉塞をきたす可能性があるので，使用には十分な注意が必要である．内視鏡がなく，どうしても使用する必要がある場合は，涙小管内に挿入し「掻

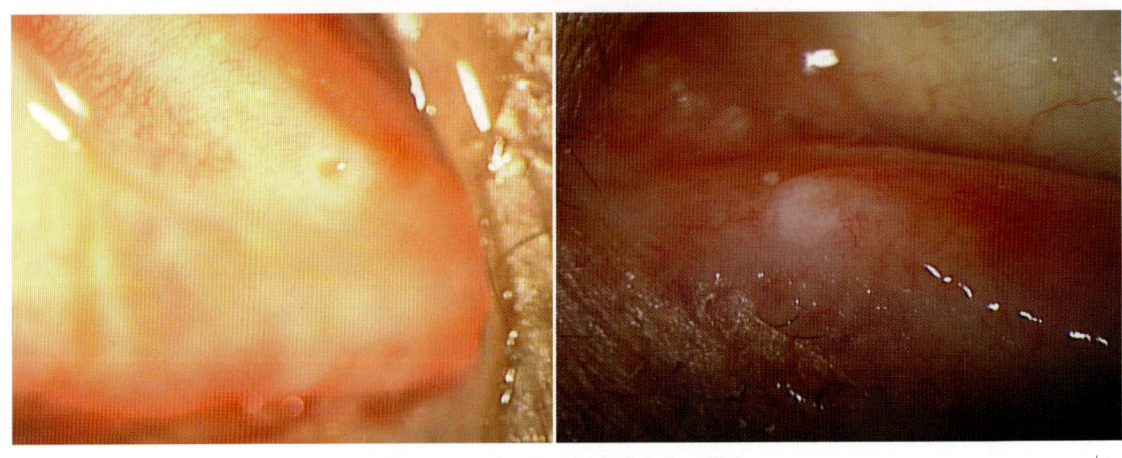

図 4. TS-1 による涙点狭小化，閉塞
a：右上涙点．狭小化を認める．涙小管も高度の狭窄をきたしている可能性が高い．1 段針が挿入しにくいとかなりその確率が高くなる．
b：左下涙点．完全に閉塞している．ここまでくると涙小管の再建はまず不可能である．

き出す」のではなく，「菌石を引っかけて涙点に運ぶ」ように優しくゆっくりと行うことを心がけるとよい．

涙道内視鏡があれば，鋭匙を使う必要はない．岩崎ら[15]は涙道内視鏡を使用し菌石を直接除去できたことを報告しており，可視化された状態で，鼻涙管から下鼻道開口部に向けて菌石を押し出すことが可能である．

ただ，涙道内視鏡とて万全ではなく，特に涙小管炎の涙小管は，菌石の存在と炎症によると思われる浮腫状変化で内腔が拡大していること，また憩室[16]を認めることがある．佐々木ら[17]は5眼中1眼に菌石の取り残しがあることを報告しており，その可能性があることを十分認識しておく必要がある．

菌石が完全に取り除ければ，涙管チューブ挿入は不要であると思われる．

しかし，どうしても菌石が残存する場合や，取り残しが否定できない場合，もしくは涙道内視鏡，鋭匙の使用で涙小管内腔を損傷した可能性がある場合は，抗生剤点眼が流れるようにするため，またその後の医原性の涙小管閉塞の防止のためにもチューブ留置を行ったほうがよい．

特殊症例
TS-1 による涙小管閉塞

TS-1 による涙小管閉塞は，その成因については成書を参照していただきたいが，日常診療で遭遇すると非常に問題が多い病態である．流涙症状がある場合，基本的には涙道内視鏡併用チューブ挿入術の適応であるが，柏木[18]は涙管チューブの留置完了率は 90％ と報告しており，できない場合は grade 3 の高度な涙小管閉塞であり，近年問題となっている．

1．症状と治療の基本的考え方

閉塞がなく，症状が流涙のみであるときは，非常に判断が難しく，チューブ挿入するのか，外来で曝露された涙液を wash out する目的で人工涙液を点眼し，来院時に通水でフォローするか，現在判断基準は明確ではない．こまめに外来でフォローできる環境であれば（例えば総合病院で，外科など他科を頻回に受診するなど），まず点眼＋通水でフォローしてもよい．ただし，フォローが難しい場合，TS-1 内服から流涙症状が非常に早期に発症している場合は，狭窄の予防的処置として，涙道内視鏡併用チューブ挿入を行ったほうが安全である．

涙点は狭窄を認める場合と認めない場合があるが，流涙を自覚する段階で，涙点の状態に関わらず，涙道内視鏡検査は必須である．涙小管の状態を把握する必要がある．涙小管が狭小化していた場合は，涙管チューブを挿入し，それ以上の狭小化を防ぐべきである．涙小管が狭小化していないと判断する場合は，外来で通院してもらい，通水

を行い管理する必要があるが，涙点，涙小管の狭小化は急速に進行する場合があるので，細心の注意が必要となる．どちらか迷いを生じた場合は，涙管チューブを挿入しておいたほうが安心である．

高度の涙点，涙小管狭窄をきたしている症例，つまり涙小管閉塞の grade 3 の可能性が考えられる場合，S-1 の内服後，流涙症状が出現してからある程度経過している場合が多い．

このような症例では，涙点に内視鏡を挿入すること自体が不可能な場合が多い．少ない望みにかけ，涙小管検査を試みてもよいが，その前に外来で，涙点拡張針を涙点から挿入してみて，非常に硬く，ほとんど挿入不可能であれば，検査自体ができない可能性が高い．

もし，挿入不可能であれば，涙小管再建術となり，涙嚢鼻腔吻合術鼻外法，鼻内法＋Jones tube intubation の適応となるため，治療の難易度が上がる(図4)．

2．実際の治療と留意点
a) 内視鏡操作について

初心者のうちは最も苦労するのが，涙小管における操作である．

涙小管操作中の最も基本的なことは，涙小管をしっかり一直線になる意識で，内視鏡を保持しないほうの指で必ず耳側にテンションをかけることである．また，鼻涙管と異なり，上，下の涙小管両方の操作が必要となる．総涙小管まではその走行を意識して，むやみに内視鏡を立てたり，無理な動きをしないように繊細な操作を心がける必要がある．

b) 仮道形成について

涙小管の仮道形成は，非常にやっかいなものである．ひとたび仮道形成し，気づくのが遅れると，灌流による眼瞼浮腫を起こし，それ以降の操作が困難となり治療を中止しなければならなくなることも多い．また，その後の創傷治癒により，医原性の閉塞を起こすと，再建はまず困難となる場合が多い．よって重要なのはまず早期に気付くことである．

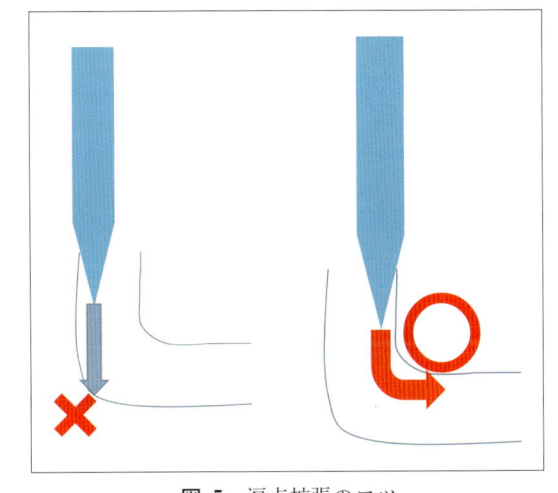

図 5．涙点拡張のコツ
拡張針は，涙点挿入後，耳側(外側)を進めていくと，仮道形成しやすい．涙点を越えたら，なるべく，鼻側(内側)を沿わせて進めるように意識するとよい．

c) 仮道形成を防ぐための technic

まず，最初に仮道形成を起こしやすい場所は涙点挿入後すぐ，つまり涙小管垂直部～水平部への移行部付近である．これは，涙点の不完全な拡張に起因することが多い．よって，まず確実に涙点を拡張することが必要となる．涙点は拡張針で拡張するが，まず TS-1 などに多い極小サイズの涙点は，無理に拡張せず，細い拡張針で，垂直方向にわずかに拡張させた後，メスで外側に約 1 mm の切開を入れ，その後再び挿入可能な，できるだけ太い(先端が鈍な)拡張針で拡張するとよい．無理に細い拡張針で広げようとすると，拡張針で仮道を形成してしまう可能性がある．次に，拡張針の使い方も重要である．拡張針の選択は挿入可能な範囲で，できるだけ先端が短く太い，鈍なものを選択すべきである．長く細い拡張針は，誤って涙小管壁を突いた場合，すぐ仮道を形成する．そして，できるだけ涙小管の腹側に沿って作成するようにすべきである．背側を広げようとすると，拡張針の先端が垂直部～水平部に向かうときに涙小管壁に引っかかり，仮道を形成する場合があるためである(図5)．

また，拡張させた後，涙道内視鏡を挿入するまでタイムラグがあると，涙点が再度狭小化し，挿入しにくくなる場合がある．拡張針を助手に持た

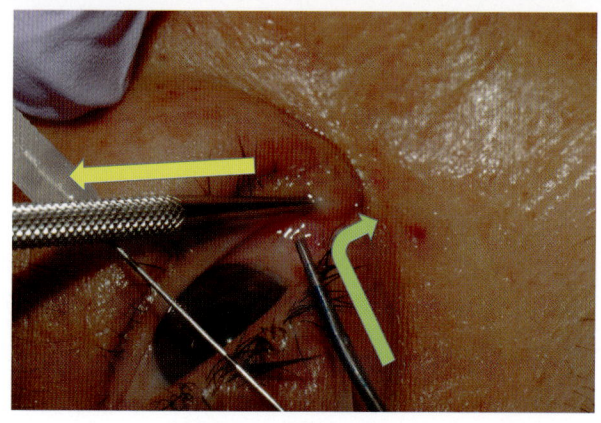

図 6. 涙道内視鏡操作
左下涙点．助手に拡張針を持たせて，術者は涙道内視鏡を把持しておく．助手に拡張針を抜くように指示し，同時に内視鏡を涙点に挿入すると入りやすい．

せたまま，涙道内視鏡を涙点付近まで近づけ，助手に抜去を指示すると同時に内視鏡を挿入するとうまくいく（図6）．

d）仮道形成をした場合の判断と対処法

涙小管含め，仮道形成すると，画像上，一見管腔構造に見えるが，出血および線維性の結合組織を認める場合が多い．この場合，まず内視鏡をそれ以上進めないように操作をストップし，助手に灌流の中止を指示する．その後，灌流は最低限にして，ゆっくりと手前に引きながら内視鏡を回転させるように動かし，本道を探す．この行為を2～3回繰り返すと本道を発見できる場合があるが，眼瞼の水腫が強くなってきて操作が困難になるようなら無理をせず，いったん撤退し，約1か月後に再度検査を行うようにしたほうがよい．

おわりに

涙小管の再建には涙道内視鏡は非常に有用なツールとなる．特に，涙小管炎の治療にはもはや必需品とも言える．DEP，SEP，SNEPをはじめ，内視鏡操作に精通し，操作中は，常に仮道形成を避けることを心がけておく必要がある．

文　献

1) Trotter WL, Meyer DR：Endoscopic conjunctivodacryocystorhinostomy with Jones tube placement. Ophthalmology, **107**：1206-1209, 2000.
2) 加藤　愛，矢部比呂夫：涙嚢鼻腔吻合術における閉塞部位別の術後成績．眼科手術，**21**：265-268, 2008.
3) 井上　康：テフロン製シースでガイドする新しい涙管チューブ挿入術．あたらしい眼科，**25**：1131-1133, 2008.
4) Whitnall SE：Anatomy of the human orbit and accessory organs of vision. New York Robert E Krieger Publishing Company, p. 228, 1979.
5) 鈴木　亨：内視鏡を用いた新しい涙道手術（涙道内視鏡手術）．眼科手術，**16**：485-491, 2003.
6) 杉本　学：シースを用いた新しい涙道内視鏡下手術．あたらしい眼科，**24**：1219-1222, 2007.
7) 杉本　学：シースを用いた涙小管再建．眼手術学3 眼筋・涙器，文光堂，pp. 394-395, 2014.
8) Herzum H, Holle P, Hintschich C：Eyelid injuries：epidemiological aspects. Ophthalmologe, **98**：1079-1082, 2001.
9) 杉田真一，大江雅子，木下太賀ほか：外傷性涙小管断裂の手術時期と治療結果に関する検討．眼科手術，**19**：575-578, 2006.
10) Kersten RC, Kulwin DR："One-stitch" canalicular repair. a simplified approach for repair of canalicular laceration. Ophthalmology, **103**：785-789, 1996.
11) Kakizaki H, Zako M, Miyaishi O, et al：The lacrimal canaliculus and sac bordered by the Horner's muscle form the functional lacrimal drainage system. Ophthalmology, **112**：710-716, 2015.
12) 忍足和浩：涙小管断裂．眼科診療プラクティス，文光堂，pp. 358-361, 2003.
13) 奥島健太郎，三戸秀哲，柴　智子ほか：ピッグテールプローブが有用であった涙小管断裂の1例．眼科手術，**23**：639-642, 2010.
14) Jordan DR, Gilberg S, Mawn LA：The round-tipped, eyed pigtail probe for canalicular intubation：a review of 228 patients. Ophthal Plast Reconstr Surg, **24**：176-180, 2008.
15) 岩崎雄二，河野吉喜，宇土一成ほか：涙道内視鏡所見による涙小管炎の結石形成と治療の考察．眼科手術，**24**：367-371, 2011.
16) 水戸　毅，児玉俊夫，大橋裕一：憩室を形成した涙小管放線菌症の1例．眼紀，**56**：349-354, 2005.
17) 佐々木次壽，白尾　裕：涙道内視鏡による涙小管炎の診断と治療．眼科，**42**：1043-1047, 2000.
18) 柏木広哉：抗がん剤 TS-1 による涙道閉塞・狭窄．あたらしい眼科，**30**：915-921, 2012.

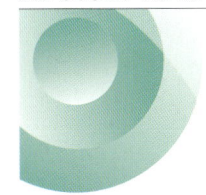

◎特集／涙道診療 ABC

涙小管疾患の治療
—涙小管再建できない場合—

植田芳樹*

Key Words： ジョーンズチューブ（Jones tube），結膜涙嚢鼻腔吻合術（conjunctivodacryocystorhinostomy），涙小管閉塞症（canalicular obstruction），鼻内法（endoscopic endonasal procedure），輸入（import），倫理委員会（ethics committee）

Abstract：近年涙道手術は進歩し，治療満足度も高いものとなってきている．それでもなお難治なのが，重症の涙小管水平部閉塞である．その治療法の1つである，ジョーンズチューブを用いた結膜涙嚢鼻腔吻合術を本稿では紹介する．

この稿では鼻内法による方法を解説しているが，まだ統一されたものはなく，現状は各々の術者により手術法はさまざまである．

またジョーンズチューブを用いた結膜涙嚢鼻腔吻合術は，術後合併症との闘いである．チューブの偏位，脱落，閉塞，感染など，決して稀ではなく起こって当然というスタンスに立つべきである．

本法の普及を妨げる最大の理由は，ジョーンズチューブが日本では認可されていないので海外から輸入しなければならず，その入手の困難さからと思われる．ジョーンズチューブを入手するまでの具体的な方法，病院での倫理委員会への申請なども紹介する．

はじめに

近年涙道手術は進歩し，治療満足度も高いものとなってきている．それでもなお難治なのが，重症の涙小管水平部閉塞である．その治療法の1つである，ジョーンズチューブを用いた結膜涙嚢鼻腔吻合術（conjunctivodacryocystorhinostomy；CDCR）を紹介する．

ジョーンズチューブについて

1．適応

涙小管閉塞症は，閉塞範囲により重症度を3段階に分類されることが多い[1]．上下交通があるものを grade 1，上下交通はないが両方の涙点から7～8 mm 以上ブジーなどが挿入できるものを grade 2，いずれかの涙点からそこまで挿入できないものを grade 3 とされている．この中で，grade 1，2 は直接穿破，あるいは涙小管鼻腔吻合術で治療できることが多い．Grade 3 では直接穿破は困難なことが多く，CDCR が必要となりうる．

特に近年，経口抗がん剤であるティーエスワン（TS-1®：以下，S-1）が普及している．フルオロウラシルを含んだ涙液が涙道を通過することで，涙道粘膜の炎症，涙道扁平上皮の肥厚と間質の線維化をきたし，その結果，涙道狭窄・閉塞が起きると考えられている[2]．S-1 投与の患者の 10～18％に涙道閉塞が発症すると報告されており[3)〜5)]，その多くは涙小管閉塞であり，重症の涙小管水平部閉塞も多い．

2．ジョーンズチューブとは

ジョーンズチューブとは，1962 年にジョーンズにより報告されたガラス製の管である[6]．結膜嚢から鼻腔内に留置することにより，流涙を改善さ

* Yoshiki Ueta，〒939-0243 射水市下若 89-10 真生会富山病院アイセンター

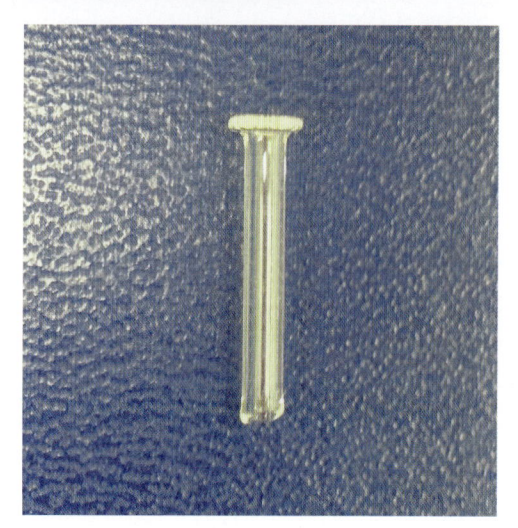

図 1. ジョーンズチューブ

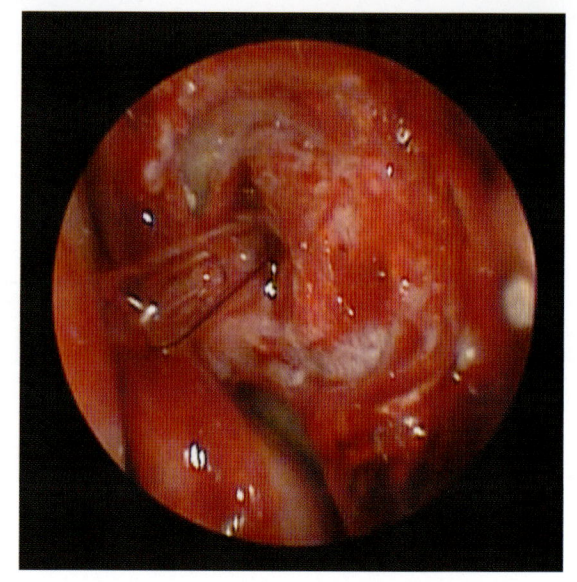

図 2. ジョーンズチューブの鼻内視鏡所見
左鼻腔内にチューブを挿入している.

せる. 最もスタンダードな形のジョーンズチューブを図 1 に示す. 現在ジョーンズチューブを販売している会社は, アメリカの Gunther Weiss Scientific Glass Blowing Company(以下, Guntherweiss 社)とイギリスの LJT surgical 社があり, 脱出防止のために角度がついたりすりガラスにしたもの, 縫合用の穴がついたものなど, さまざまな種類が販売されている[7)8)]. 日本では認可されていないため海外から輸入しなければならない(入手法は後述する).

3. 手術方法

ジョーンズチューブによる CDCR はまだそれほど普及しておらず, 手術法も統一されたものはない. 鼻外法か鼻内法か, チューブの長さ, 骨窓の位置, 固定法, 術後管理など, 今後データを出しながら検討していかなければならず, 現状は各々の術者により手術法はさまざまある. 以下に当院における手術法を記載するが, ゴールドスタンダードなものではなく, 今後研究工夫していかなければならないと考えている.

涙嚢鼻腔吻合術(dacryocystorhinostomy ; DCR)とほぼ同様の手術侵襲なので, DCR を全身麻酔で施行している場合は全身麻酔, 局所麻酔で施行している場合は局所麻酔で行うのでよい. 基本は鼻内法で行っている. 通常の DCR 鼻内法同様, 鼻粘膜切開, 骨窓作製を行う(DCR 鼻内法の詳細は割愛する). 骨窓を通常の DCR と同様の高さに作製すればチューブは水平に, より手前に作製すればチューブは急峻に留置されることとなる. 導涙機能は急峻なほうがよいと思われるが, 安定性の問題や, 鼻腔から眼球に空気が流れるのを不快に思う患者もある. 骨窓作製の後, 顕微鏡下に結膜嚢から鼻腔へのトンネルを作製する. 結膜嚢側の入り口は涙丘がよい. ある程度の固さがあるため, チューブが固定されやすい. 涙道内視鏡の光量を最大にして涙丘に押し当てれば, 鼻内から光が確認できるので, トンネル作製の方向の目安となる. チューブの鍔が固定しやすいよう, 涙丘をスプリング剪刃などで少し切除し平らにする. 尖刃刀で涙丘から骨窓目がけて切開を加え, 鼻腔内に尖刃刀の先端がくるのを鼻内視鏡で確認する. 眼科剪刃でトンネルを広げた後, ジョーンズチューブを留置する(図 2). チューブ挿入の際は脂肪組織等に引っかかることが多いが, 幼児用の涙点拡張針のお尻の部分がチューブの径とほぼ同じ大きさであり, トンネルを広げた後に拡張針を後ろ向きに留置しておくとトンネルが広がったままであり, 拡張針を抜いてそのまま挿入すると比較的スムーズに留置できる(図 3).

使用するジョーンズチューブの長さ, また鼻腔内にどれほど出ているのがよいかは結論が出ていない. 短ければ埋没してしまうし, 長すぎると先端が鼻中隔に当たり閉塞してしまう. 当院では 16

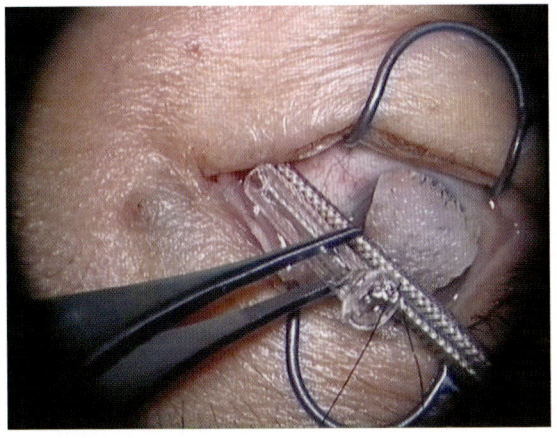

図 3. ジョーンズチューブの挿入（右眼）
涙点拡張針を抜いた部位にそのまま挿入する.

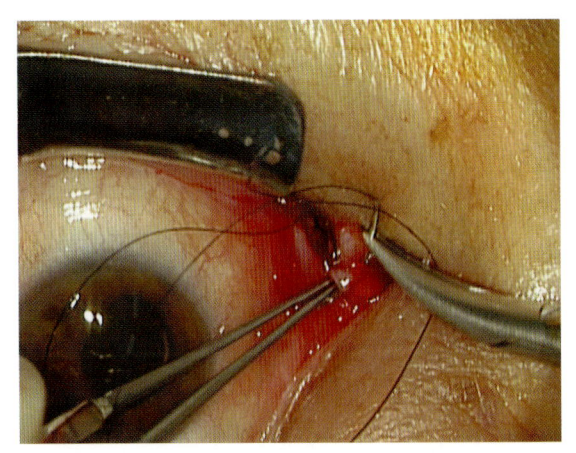

図 4. 涙丘にジョーンズチューブを縫合（左眼）

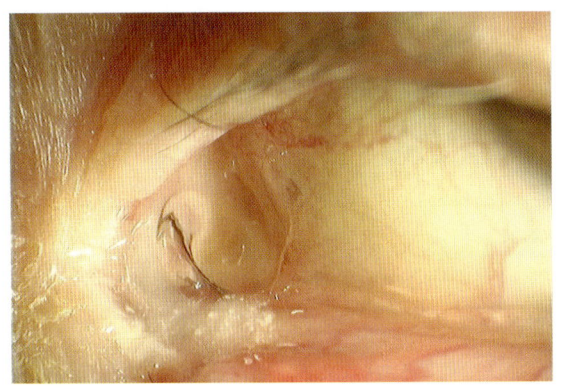

図 5. ジョーンズチューブ術後（左眼）
下眼瞼を翻転すれば見えるが美容的に問題となることは少ない.

mm のものを基本的に使用し，術中所見により必要があれば短いものや長いものに変更している．入手する際は数種類の長さのものをそろえておくべきである．

 術後早期に鼻腔内へ落ち込むのを防ぐ目的でチューブは縫合固定するが，その固定法もさまざまである．当院では 7-0 ナイロン糸をチューブ管腔に巻きつけ，涙丘に縫合している（図 4）．抜糸は通常行っていない．チューブ挿入後は，鼻腔内の位置は大丈夫か，また結膜嚢に生理食塩水を滴下してスムーズに鼻腔内に流れるかを確認する．術終了時にスムーズに交通しないものは術後流涙が残る可能性が高いと考え，チューブの位置，長さ等を再度検討し修正する．

4．術後管理，注意点

 術後の患者満足度は 85〜90％程と報告され，高いものとなっている[9〜13]．内眼角のチューブが美容的に問題となることも少ない（図 5）．しかし，ジョーンズチューブを用いた CDCR は，術後合併症との闘いである．年月が経つほど合併症の頻度も増え[10][12]，決して稀ではなく起こって当然，というスタンスに立つべきである．以下，代表的なものを挙げる．

a）チューブの偏位・脱落

 チューブ先端が粘膜内に埋没したり鼻中隔に接触すると当然流涙が生じる．また，創が線維化してくると鼻腔内に落ち込むことはなくなるが，外傷等により眼球側に脱落することがある．脱落してすぐであれば処置ベッドでも容易に再留置できるが，数日経つと創が閉鎖しはじめ，再留置は難しく再手術が必要となる．くしゃみや咳嗽時は内眼角部を押さえること，またチューブが抜けた際はすぐに受診するなどの指導が必要である．

b）チューブの閉塞

 管腔に分泌物やカルシウム等が詰まり閉塞する．単純にチューブ内を洗浄する（直の涙洗針で勢いよく洗い流す，もしくは物理的に汚れをそぎ落とす）だけで通過することも多いが，場合によってはチューブを交換しなければならないこともある．自己呼吸メンテナンス（両鼻と口を閉じて，思い切り息を吸い込む．陰圧によりチューブから鼻腔内に空気が通る）の指導により，閉塞のリスクをある程度軽減できる．

c）感 染

 鼻腔内の細菌がチューブを通って眼表面の感染

表 1. 輸入の流れ

1. 発注
   ① 発注型番・数量の確定
   ② 発注
   ③ 支払い
   ④ Commercial invoice, Air Waybill の受け取り
2. 個人輸入手続き
   ① 薬監証明申請(必要な場合のみ)
     ・輸入報告書
     ・商品説明書
     ・必要理由書
   ② 輸送業者に薬監証明送付
3. 器具受領

を生じる場合がある.鼻腔内に MRSA を保菌している患者もあり,注意が必要である.また自験例では,チューブの鍔の部位に結膜びらんが生じ,そこから蜂窩織炎を発症した症例もあった.

それ以外にもマイナートラブルは生じることがあり,術後メンテナンスは必要であることを医師側,患者側ともに理解して,問題が生じれば早期に受診するよう説明しておくことが重要である.

入手法

ジョーンズチューブを用いた CDCR は難治な涙道閉塞に対応できる極めて強力な治療法であるが,日本ではあまり普及していない.その最大の理由は,日本では認可されていないので海外から輸入しなければならず,その入手の困難さからと思われる.ジョーンズチューブがもっと入手しやすくなれば,より広く用いられ,議論され,治療法も標準化されてくるはずである.ジョーンズチューブを入手するまでの具体的な方法,また病院での倫理委員会への申請などを,拙いながら,当院での経験を通してご紹介したい.

1. ジョーンズチューブの入手法

現在ジョーンズチューブは,アメリカ食品医薬品局(Food and Drug Administration;FDA)では認可されているが,日本国内で薬事承認を取得しておらず,入手するには自前で作成するか,海外から輸入するしかない.病院で使用する際は倫理委員会の承認を得なければならず,そのためには輸入が必要となる.企業が主として輸入代行を行う場合は薬事承認されていることが前提となるため,現状では医師もしくは患者が個人輸入をすることとなる.現在ジョーンズチューブを販売している会社は,前述のとおり Guntherweiss 社と LJT surgical 社がある.輸入の方法は同じであり,①発注,②個人輸入手続き,③器具受領,という流れで行う(表1).原則として,個人輸入したものを他人に譲渡するのは違法行為であるため,器具を使用する医師の名義で輸入する.ただし多くはないが,発注や個人輸入手続きを代行してくれる輸入代理業者もある.以下に個人で輸入する際の方法を記載する.

a) 発 注

販売会社とのメールのやりとりで,英語力とクレジットカードが必要である.①発注型番,数量の確定,②発注,③支払い,④Commercial invoice, Air Waybill の受け取り,という流れで行う.

(i) 発注型番・数量の確定

販売会社のホームページで products やカタログから商品の一覧を見て,購入する型番を選ぶ.さまざまな種類のものが販売されているが,スタンダードなジョーンズチューブなら現在1本47ドル程である.

(ii) 発 注

商品を決めた後,ホームページ上の指定のメールアドレスに英文でメールを送る.注意点は,型番・数量を伝えること,器具代金,輸送費,納期を確認すること,受取人は必ず器具を使用する医師名とすること,発注個数は必要最小限とすることである.当院では年間使用する程の数を輸入している.

(iii) 支払い

クレジットカードによる先払いを要求してくるため,クレジットカード情報(クレジットカード番号,名義,有効期限)を送って支払いを行う.

(iv) Commercial invoice, Air Waybill の受け取り

Commercial invoice(商業送り状)とは輸出者が輸入者宛に作成する貨物の明細書,Air Waybill(航空運送状)とは航空貨物の運送契約を示す書類

である．いずれも馴染みがないものであるが，薬監証明取得の書類記入の際に必要となる．Commercial invoice, Air Waybill の郵送を販売会社にメールで依頼すると送られてくる．

b）個人輸入手続き

厚生局とのやりとりである．①薬監証明の申請，②輸送業者に薬監証明を送付，を行う．

（i）薬監証明の申請

薬監証明とは，日本で承認を得ていない医薬品を医師が医療目的で輸入する際，厚生局から取得する書類である．無制限に個人輸入を許可すると，営業目的で利用されたり，治療を受けた人に健康被害を生ずる可能性があるため，輸入された医薬品が個人もしくは医師によって治療に使用されるということを厚生労働省が確認した，という証明である．Commercial invoice, Air Waybill を販売会社から受け取り後，申請可能である．必要書類は，輸入報告書，商品説明書，必要理由書（以上は厚生局のウェブサイトからダウンロードする），医師免許証がある．書式が変更されている場合があるので，申請の際は最新のものをダウンロードするのがよい．

輸入報告書，商品説明書は，厚生局のウェブサイトに記入例があるため準じて記入する．必要理由書は，記入例がないので医師自らが考えて記入する必要がある．ポイントは，「国内で市販されている医薬品または毒劇物が使用できない理由」，「輸入される医薬品または毒劇物を使用しなくてはならない理由」，「輸入される数量の必要性」が明記されていることである．この「輸入される数量の必要性」のために，発注個数は最小限とする必要があり，不自然に大量の注文は「他人に譲渡する目的で輸入するのでは」と疑われ，許可が下りない．1年間に使用する程の個数であれば，通常は許可される．上記書類がそろった後，厚生局に用紙を郵送する．受け取り病院の住所によって申請書類の送り先が異なり，近畿厚生局か厚生労働省関東信越厚生局のいずれかに送付する．許可されれば1週間以内に薬監証明が送られてくる．

表 2．倫理委員会の申請

①FDA で認可されていること
②以前から行われていること
③他病院でも倫理委員会で承認
④チューブの入手経路を明示
⑤説明書，同意書も用意

なお，医療器具は，3セット以下であれば薬監証明はいらない（チューブなら3本まで，セットであれば1セットに何本チューブが入っていても3セットまで，など）．薬監証明が必要でない場合は，輸送業者に医師免許のコピーを送付する．

（ii）輸送業者に薬監証明を送付

輸送業者は相手の指定の業者である．日本到着後に提携輸送業者と日本語でやりとりを行う．紙の原本を送付せず，スキャンして電子メールに添付して送ることで手続きを進めてくれる輸送業者も多いので，確認するとよい．なお薬監証明が必要でない場合でも通常，医師免許証のコピーが求められるので，指示に従い輸送業者に送付する．

c）器具受領

必要書類を輸送業者に送付後，1週間程で病院に到着する．器具代金と送料はすでにクレジットカードで納金されているが，合計金額に消費税がかかるので，受取時に消費税の支払いをする．輸入にかかる費用は，商品代，輸送代，消費税である．なお，医療器具には輸入関税はかからない．代理業者に依頼する場合は，手数料が追加される．

2．倫理委員会への申請

病院で薬事承認を取得していない器具を使用する際は，通常倫理委員会の承認が必要である．各病院で申請の仕方，必要書類，承認の取得のしやすさは異なるが，FDA で認可されていること，以前から日本でも使用されていること，他病院でも倫理委員会を通ったこと，チューブの入手経路などが示せれば通常は承認される（表2）．手術説明書も準備しておくとよい．

おわりに

合併症の多さと輸入の煩雑さがジョーンズチューブを用いた CDCR の問題点であり，特に個人輸入に慣れている眼科医師は少ないと思われる．しかし間違いなくジョーンズチューブの恩恵

にあずかる患者は存在する．症例が多くないこと，また治験には多額の費用が必要ながら回収することが困難であることから，企業主導治験により薬事承認される可能性は今後も低いことが予想され，入手するには我々が輸入に慣れるしかない．本稿がジョーンズチューブの普及のお役に立てば幸いである．

文　献

1) 加藤　愛，矢部比呂夫：涙囊鼻腔吻合術における閉塞部位別の術後成績．眼科手術，**21**：265-268, 2008.
2) 柴原弘明，久世真悟，京兼隆典ほか：S-1 療法により流涙がみられた症例における眼病変の検討．癌と化学療法，**37**(9)：1735-1739, 2010.
3) Sasaki T, Miyashita H, Miyanaga T, et al：Dacryoendoscopic observation and incidence of canalicular obstruction/stenosis associated with S-1, an anticancer drug. Jpn J Ophthalmol, **56**：214-218, 2012.
4) 坂井　讓，井上　靖，柏木広哉ほか：TS-1 による涙道障害の多施設研究．臨眼，**66**：271-274, 2012.
5) Kim N, Park C, Park DJ, et al：Lacrimal drainage obstruction in gastric cancer patients receiving S-1 chemotherapy. Am Oncol, **23**：2065-2071, 2012.
6) Jones LT：The cure of epiphora due to canalicular disorders, trauma and surgical failures on the lacrimal passages. Trans Am Acad Ophthalmol Otolaryngol, **66**：506-524, 1962.
　Summary　初めてジョーンズチューブを使用した手術が報告された文献．
7) Ilse M, Brigitte C：Modified Jones' lacrimal bypass surgery with an angled extended Jones tube. Ophtalmology, **114**：1403-1408, 2007.
8) Dailey R, Tower R：Frosted jones pyrex tubes. Ophthal Plast Reconstr Surg, **21**：185-187, 2005.
9) Charmaine L, Peter M, Ross B, et al：Lacrimal canalicular bypass surgery with the Lester Jones Tube. Am J Ophthal, **137**：101-108, 2004.
　Summary　ジョーンズチューブを用いた CDCR の手術成績，合併症などがわかりやすくまとめられた文献．
10) Rose GE, Welham RA：Jones' lacrimal canalicular bypass tubes：twenty-five years' experience. Eye, **5**：13-19, 1991.
11) Park M, Chi M, Baek SH：Clinical study of endoscopic endonasal conjunctivodacryocystorhinostomy with Jones tube placement. Ophthalmologica, **221**(1)：36-40, 2007.
　Summary　鼻内法によるジョーンズチューブを用いた CDCR の文献．
12) Chang M, Lee H, Park M, et al：Long-term outcomes of endscopic endonazal conjunctivodacryocystorhinostomy with Jones tube placement；a thirteen-year experience. J Craniomaxillofac Surg, **43**：7-10, 2015.
13) Zilelioglu G, Gunduz K：Conjunctivodacryocystorhinostomy with Jones tube. A 10-year study. Doc Ophthalmol, **92**：97-105, 1996.

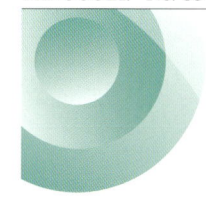

◎特集／涙道診療 ABC

鼻涙管疾患の治療

佐々木次壽*

Key Words: 涙嚢鼻腔吻合術鼻内法(endonasal dacryocystorhinostomy), 耳鼻科(otorhinolaryngology), 症例選択(case selection), 鼻内視鏡(nasal endoscope), 涙嚢鼻腔吻合術鼻外法(external dacryocystorhinostomy)

Abstract: 鼻涙管閉塞の診療にはゴールドスタンダードである涙嚢鼻腔吻合術(dacryocystorhinostomy;DCR)やプロービング+チューブ留置などの涙道再疎通化手術を習得する必要がある.手術に着手する際には涙道診療施設の見学,スキルトランスファーおよび外来での鼻腔の観察や処置で解剖や実際の手技を三次元的に理解し,高齢女性の慢性涙嚢炎など DCR を行いやすい症例から始めるとよい.可能なら DCR 鼻外法をマスターした後に耳鼻科と協同の DCR 鼻内法から始めると手術のリスクを低減しつつ低侵襲化できる.涙道再疎通化手術は病歴が 2 年以内の涙嚢炎のない鼻涙管閉塞に行うほうが成績がよい.

緒 言

1. どのように涙道手術を始めるか(チュービングのわなからの脱却)

Dacryocystorhinostomy(DCR)が鼻涙管閉塞(NLDO)治療に対するゴールドスタンダードであり,DCR 鼻外法(Ex-DCR),同鼻内法(En-DCR)および鼻涙管鼻腔吻合術下鼻道法(Inf-DR)に関する解説は多くの文献や成書[1)〜9)]にある.本編で同様な解説を行うのは屋上屋を架す行為である.よって鼻涙管閉塞の治療を始めたい人向けに異なる角度からの解説を試みる.

NLDO の治療は 3 種類に大別される.1 つは DCR に代表されるバイパス手術,2 つ目はプロービング+チューブ留置などの本来の涙道を使う涙道再疎通化手術,3 つ目は主に涙小管水平部閉塞に対するものであるが,汎涙道再建目的の結膜嚢鼻腔吻合術+ジョーンズチューブ留置である.

各々の治療法には適応および必要な器材がある.DCR を施行していない施設で,涙嚢炎例に対して涙道内視鏡直接プロービングやシース誘導下内視鏡穿破法+チューブ留置で治療を行うと,成績良好でないために涙道内視鏡を導入したにもかかわらずそれ以降の進展が得にくい.それを"チュービングのわな"という.そこで涙道症例が少ない施設で"チュービングのわな"に嵌らずに鼻涙管閉塞の治療を行う場合の2つのパターンを提案したい.

第 1 のパターン:DCR は En-DCR のみを耳鼻科と共同で行うタイプ.

第 2 のパターン:いわゆる自前主義であり,眼科で DCR からチュービングまでほぼすべての涙道手術を行うタイプ.この中にもサブグループとして Ex-DCR とそのバリエーションのみで対応するか,En-DCR で行うか等の違いが出る.

Ex-DCR に習熟していなければパターン 1 で始めて,手術や鼻内処置に慣れたらパターン 2 に移行するのが無難である.

パターン 1 の場合には En-DCR の項目を参照されたい.

パターン 2 の場合には以下の順で始めるとトラブルを最小化しつつ DCR がマスターできる.

* Tsugihisa SASAKI, 〒913-0016, 坂井市三国町三国東 5-2-6 佐々木眼科

第1段階：全身疾患のない慢性涙嚢炎の高齢女性に対するEx-DCRを5〜10例行う．

高齢女性に対してEx-DCRをするメリット：涙道／鼻内視鏡がなくても手術用顕微鏡で手術可能．鼻腔の状況に左右されにくい．皮膚切開創が目立ちにくい．涙嚢が拡張しており涙嚢粘膜弁が大きく取りやすい．骨窓作成が容易．術式がほぼ完成しており，決まった手順で行えば成績のばらつきが少ない．

第2段階：鼻内視鏡や涙道内視鏡および高周波メス等を入手しEx-DCRの術前後に鼻内や涙道を観察することで内視鏡手技に慣れる．涙道施設の見学や日本涙道・涙液学会のスキルトランスファーも有益である．

第3段階：第1段階でEx-DCRを習得し，並行する第2段階で鼻内視鏡操作や涙道内視鏡操作に慣れたら，病歴が2年以下の涙嚢炎のない鼻涙管閉塞に対する涙道内視鏡直接プロービングあるいは全身麻酔＋耳鼻科ドクターのアシスト下でEn-DCRを行う．また本編を読むだけでEn-DCRをすぐ行えるわけではなく，第2,3段階でのhand-eye coordinationの修得が欠かせない．これは二次元のモニター画面を見ながら鉗子などを三次元的に操作する内視鏡手術特有の技術である．

Ex-DCRができれば，涙道内視鏡（あるいはシース）による鼻涙管閉塞直接穿破＋チューブ留置不成功例やEn-DCRで出血や視認性低下で立ち往生してもリカバリー可能である．

2．各術式の適応

涙道再疎通化手術：涙嚢炎のない，発症2年以内の比較的新しい鼻涙管閉塞

Ex-DCR：悪性腫瘍による続発閉塞を除く鼻涙管閉塞および遠位涙小管水平部から総涙小管閉塞

En-DCR：狭鼻腔例など鼻内視鏡手術不可あるいは悪性腫瘍による続発閉塞を除く鼻涙管閉塞．出血傾向や総涙小管閉塞／狭窄併発例も避けたほうがよい．

Ex-DCR

1．手術器具（図1）

図1以外にドリル，エピネフリン添加1%リドカイン（1%キシロカインE），0.1%エピネフリン，点眼麻酔用4%リドカイン，ヌンチャクスタイルシリコーンチューブ（スタンダードタイプ，FCI：以下，チューブ）あるいは同等品，網膜剥離用シリコーンスポンジ（#506G，マイラ社：以下，スポンジ），白内障手術用スリットナイフ，鼻用ガーゼ30 cm 5本，あおりが可能な手術用顕微鏡（図2）あるいは光源付き双眼ルーペ．

2．手術手技

a）麻酔と術前処置

ワーファリンやアスピリン等の抗凝固剤／抗血小板薬投与がなされている場合，処方医に相談し可及的に投与を減らすが，1剤程度なら継続可能である．

エピネフリン入り1%リドカイン（以下，リドカインE）が血管収縮作用をもたらすには注射後数分を要するので術野の消毒の前に麻酔を行う．

鼻粘膜表面麻酔：4%リドカインと0.1%エピネフリン液を10：1で混合した液（エピキシ液）を鼻前庭，総鼻道および中鼻道にジャクソンスプレーで噴霧する．

滑車下神経麻酔，浸潤麻酔：頭位が左右に傾いていないことを確認し，27G針（針長19 mm）を内眼角靱帯直上で眼窩壁に沿うように垂直に針の根本まで刺入し血液の逆流のないことを確かめ，リドカインE 2 mlを1〜2分かけ注入する．下眼窩孔，切開予定部の皮下，仮性縫合周囲および涙嚢窩にもリドカインEを各1 ml注入する．

ガーゼパッキング：エピキシ液に浸し，かたく絞った1〜2本の鼻ガーゼを中鼻甲介前方の吻合孔作成予定部と同部に至る鼻腔に詰める．鼻孔より1 cm程度ガーゼを出しておく．

b）皮膚切開と術野の露出

上下涙点を直径2 mm以上となるまで拡張する．皮膚切開は皮膚割線に沿って円刃刀にて20

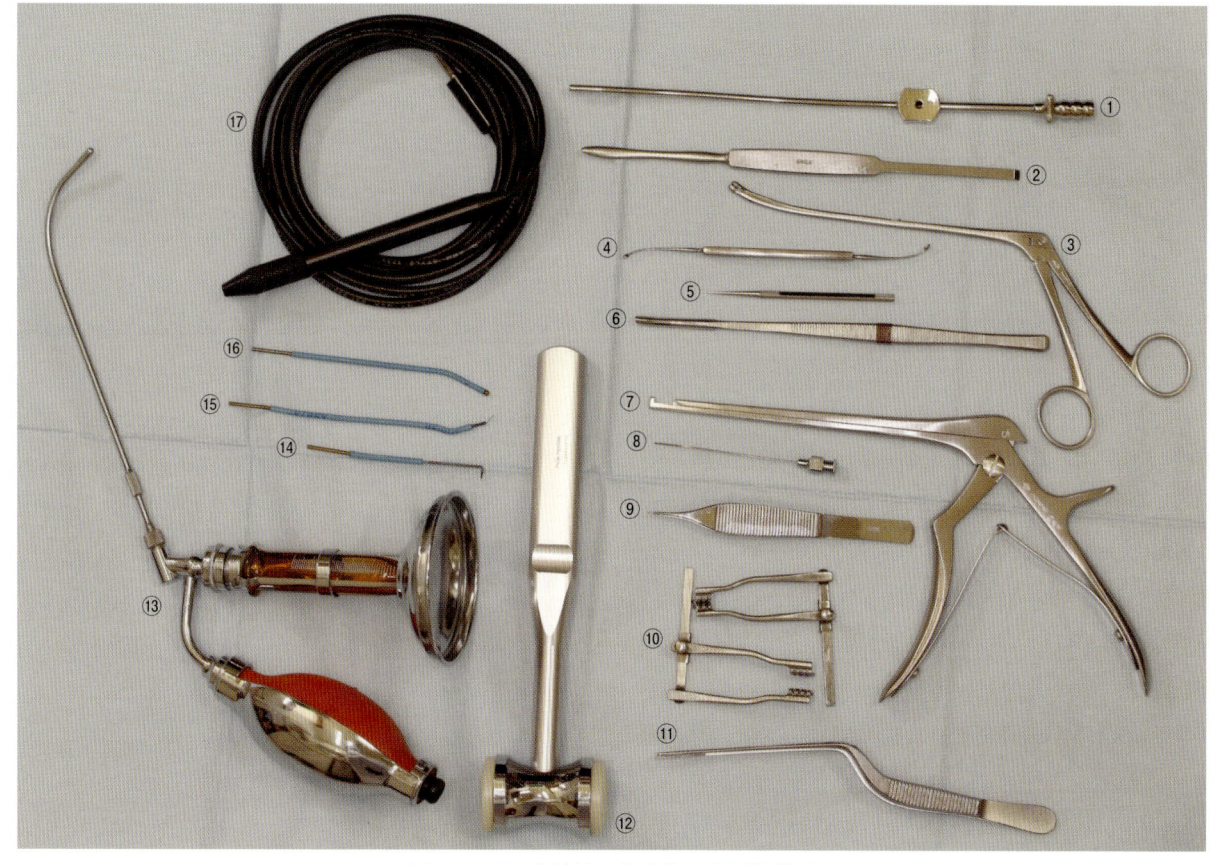

図 1．DCR 鼻外法，鼻内法に必要な器具
①吸引管，②エレバトリウム-ラスパロトミー，③西端氏前頭洞カップ状鉗子(弱弯)，④鋭匙，⑤涙点拡張針(小児用)，⑥丸ノミ(弱弯, 3 mm 幅)，⑦ケリソン彫骨器(幅 2 mm)，⑧ 23 G バンガーター氏涙管洗浄針，⑨ソープ氏鑷子，⑩栗原式開創器 2 組，⑪無鉤膝状鑷子，⑫ハンマー，⑬ジャクソンスプレー，高周波メスの電極(⑭鼻内手術用の電極 R-7L，⑮バリチップ TA8-4，⑯ボール電極 TD8-4)，⑰高周波メスハンドピース

mm×約 3 mm(長さ×深さ)で行う．曲鉗子などで筋層を線維の方向に従って鈍的に分けて前涙嚢稜の骨様の感触が得られたら内眼角靱帯を露出させる(図 3)．栗原式開創器を掛け，さらに前涙嚢稜を内眼角靱帯から足側へ約 15 mm 鈍的に露出させる．内眼角靱帯の足側を尖刃刀で半切し(図 4)前涙嚢稜の 1 mm 鼻側の骨膜を約 12 mm 切開する．エレバトリウム-ラスパロトミーで骨膜を鼻側は前涙嚢稜より 5 mm の幅で，耳側は後涙嚢稜まで涙嚢鼻涙管ごと剥離する(図 4)．

c）骨窓作成
術者により種々の方法があるが[6)〜9)]，筆者の場合，顕微鏡を傾け鼻腔方向に向ける(図 2)．骨窓作成には直径 3 mm のダイアモンドバーを用いて前涙嚢稜から鼻骨上顎縫合にかけて鼻背側に削り骨窓を作成する．ドリルの先端が鼻粘膜に達する

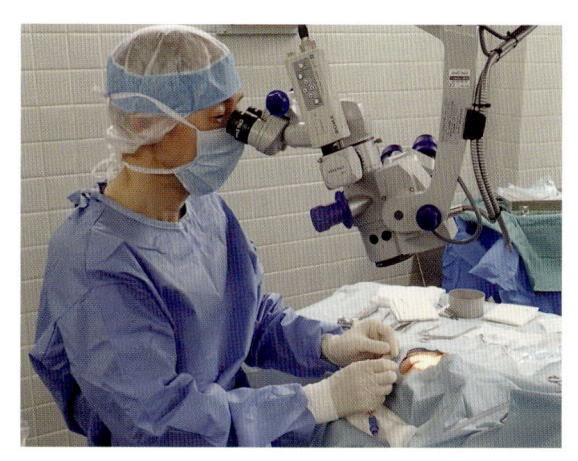

図 2．右側鼻粘膜を観察する場合の顕微鏡の傾け方
カメラのケーブルが突っ張らないように注意する．

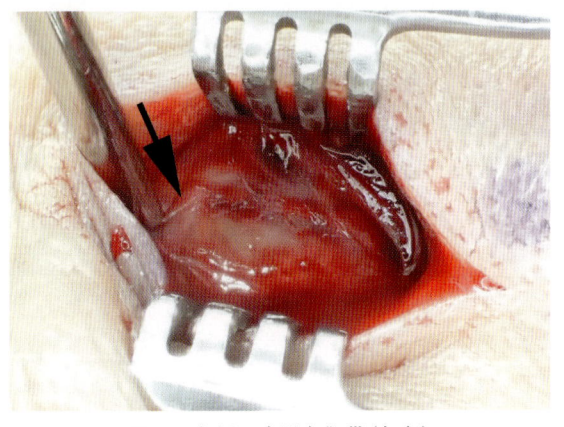

図 3. 右側の内眼角靱帯(矢印)
手術におけるランドマークとなる．写真は向かって左が頭側，下が耳側となる(図4〜10まで同様)．

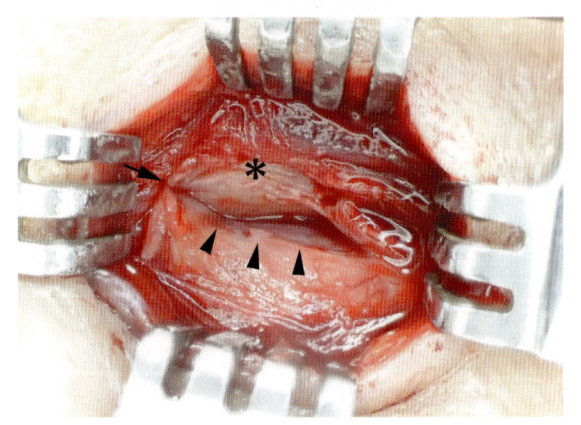

図 4. 骨膜剝離後
矢頭が剝離された涙嚢．矢印が半切した内眼角靱帯．＊マークから鼻背側にドリルをかける．

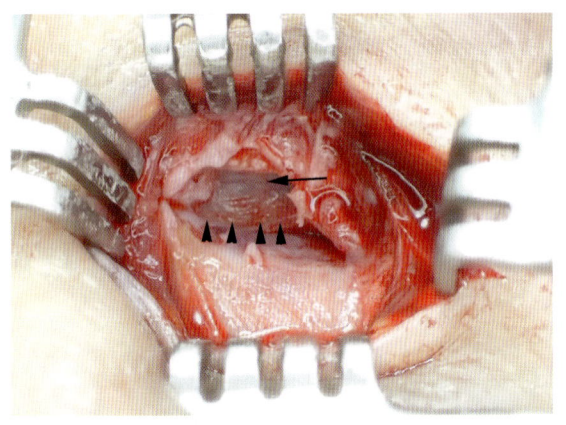

図 5. 骨窓作成中
ダイアモンドバーによる骨切削後．最奥部に露出した鼻粘膜(矢印)を，鼻粘膜と涙嚢間に堤防状の骨(矢頭)を認める．

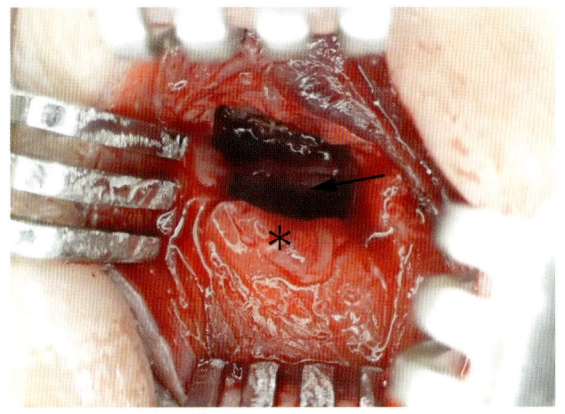

図 6. 涙嚢粘膜弁作成後
涙嚢前弁(＊)とピオクタニンで染色された涙嚢腔(矢印)が観察される．

と手応えが変わるので，手応えが変わったらドリルの進行方向を横方向にして骨窓を拡大する．直径 7 mm 程度の骨窓を作り鼻粘膜を彫骨器の先端が入るまで露出したら，彫骨器やリューエルで拡大する．骨窓の理想的位置は内眼角靱帯より 12 mm 足側まで，背側は堤防状の骨(図5)を除去し篩骨蜂巣まで，頭側は内眼角靱帯より 2 mm 足側まで(彫骨器やリューエルをひねりながら内眼角靱帯近傍の頭側骨窓を作成すると，骨折線が上方に達し髄液漏を生ずるので注意)，鼻尖側は前涙嚢稜より 5 mm までとする．骨窓作成中に篩骨蜂巣が出ても問題ないが深追いは不要である．

d) 粘膜弁作成

粘膜弁作成の前に涙嚢に生理食塩水で 100 倍希釈したピオクタニン液を注入して涙嚢粘膜を染色する．結膜囊に逆流したピオクタニン液は洗浄除去する．その後キシロカインゼリー®などの粘弾性物質を注入して涙嚢を膨らませる．顕微鏡を正立させて涙嚢を観察し，白内障手術用のスリットナイフで涙嚢粘膜を H 字型に切開し前後弁を作る(図6)．前弁と後弁の大きさは 4：1 程度で前弁を大きめにする．涙嚢が小さい場合には前弁のみでも問題ない．

顕微鏡を再度傾け，鼻粘膜も同様の比率で H 字型あるいは前弁のみのコの字型にスリットナイフあるいは高周波メスで切開する．正しい方向に鼻粘膜切開が行われた場合，鼻腔内に詰めた鼻ガーゼが確認される(図7)．

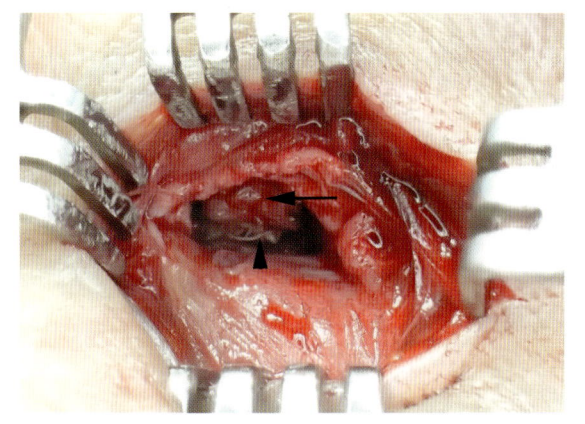

図 7. 鼻粘膜弁作成後
鼻粘膜前弁（矢印）と鼻腔のガーゼ（矢頭）を認める．

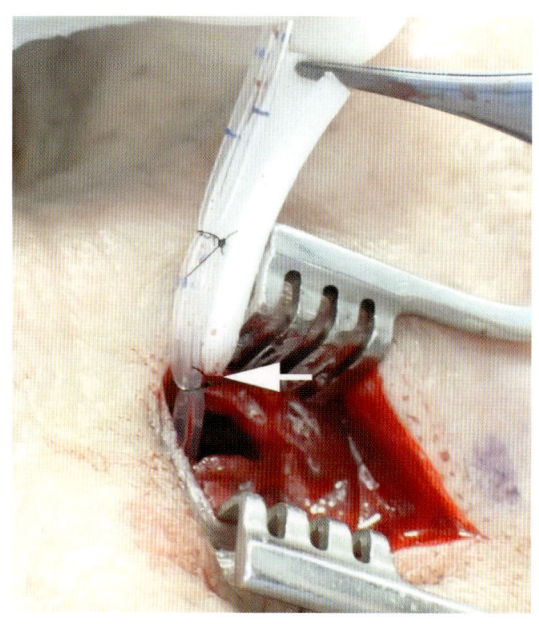

図 8. シリコーンチューブとシリコーンスポンジの位置関係（チューブを引いて創外に出した状態）
チューブを緩めるとスポンジ先端（白矢印）が涙嚢頭部に位置するようにチューブの細い部分と太い部分の境界にスポンジ先端を縫合固定する．

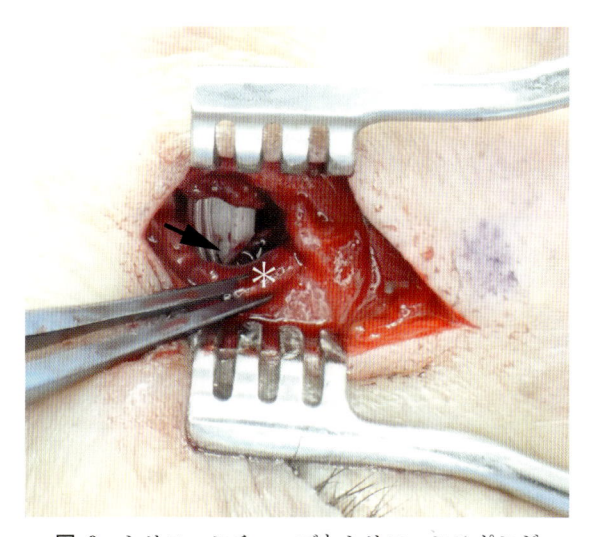

図 9. シリコーンチューブとシリコーンスポンジの涙嚢への納まり
スポンジの先端（矢印）が涙嚢内に納まるようにする．翻転した涙嚢前弁（＊）

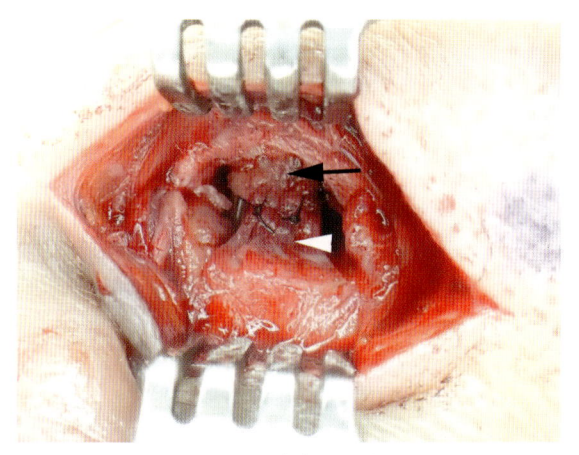

図 10. 前弁吻合後
涙嚢粘膜前弁（矢頭）と鼻粘膜前弁（矢印）同志が縫合されている．前弁奥の白色物はシリコーンチューブ

次にチューブを上下涙点より挿入し，上下涙小管からのチューブ同士を6-0ナイロンで縫合し2cmの長さに切ったスポンジの溝に納まるように固定する（図8）．スポンジとチューブは涙嚢から吻合部を経由し鼻腔内に出す（図9）．鼻腔内にスポンジとチューブ1cm程を出して切る．前弁同士を6-0ナイロンで2～3糸縫合し，粘膜同士を合わせる（図10）．

e）閉創

半切した内眼角靱帯の縫合は不要である．骨膜同士を減張縫合．皮膚切開創を6-0ナイロンで3～4糸縫合する．

創口の皮膚同士を寄せるようにステリストリップ®（住友3M）を貼り，約φ2×3cmの大きさの円筒形に硬く丸めたガーゼを当て弾力絆創膏で一晩圧迫固定する．鼻内は吻合孔周囲にベスキチン®や抗生剤軟膏を塗布した鼻ガーゼを留置する．

f）術後処置

帰室後は頭位を上げるか座位にして出血を防ぎ，かつ口腔内の血液を嚥下しないようにする．

鼻ガーゼを留置している間は抗生剤全身投与を行う．鼻ガーゼは術3日後に抜去，直後に少量の鼻出血を見ることがあるが，鼻孔の圧迫閉鎖で止血する．抗凝固剤投与を中止していた場合，ガーゼ抜去翌日に投与再開する．

0.1％フルオロメトロンと抗菌薬点眼をステント抜去まで行う．術後2週間程度は，鼻孔に綿球を入れて鼻腔内の湿潤環境を保ち，鼻かみ，バルサルバおよび血圧上昇をきたす行為を控えてもらう．退院後の鼻出血には鼻孔の圧迫とうつむきで血液の嚥下を防ぐ．術1週間後にスムーズな通水と膿の逆流の有無を確認する．チューブ抜去の目安は術1か月半後である．涙点のチーズワイヤリングは問題ない．

3．合併症とその対策
a）滑車下神経麻酔時の球後出血
血液の逆流があった場合には針を抜去し4分程度圧迫し，出血を最小限にする．腫脹が強い場合には手術を延期する．

b）骨窓作成時の鼻粘膜穿孔
鼻粘膜穿孔した場合，骨窓を鼻尖方向に拡大し粘膜を多く取るか，孔を切開線の一部となるよう残った粘膜を切開し，涙囊粘膜と鼻粘膜が一部でも接触するようにする．

c）術中術後出血
止血の第一は出血点と血圧の確認である．出血点が術野の陰にあることもあるので，顕微鏡を見やすい方向に傾けて観察する．動脈性出血ならばバイポーラー型ダイアサーミーか吸引付きダイアサーミーで凝固する．静脈性出血ならばエピネフリンガーゼを詰めて出血部を約2分間圧迫止血する．血圧上昇が継続すればペルジピン0.5 mgを静脈注射する．

d）再閉塞
術2か月以降に分泌物の逆流がある場合，手術不成功である．増殖組織の除去および吻合孔の頭側の健常な粘膜を用いてDCRで再手術する．
涙点や吻合孔の肉芽は再閉塞の徴候である．その場合には肉芽の除去と抗菌薬，リンデロン点眼とトラニラスト点眼を行う．

En-DCR

En-DCRをいきなり眼科医のみで行うのは無理がある．したがって耳鼻科医と共同でEn-DCRを行った場合の手順を示す．耳鼻科医にお任せでなく，守ったほうがよい点がある．1点目は慢性涙囊炎などの涙小管が正常で涙囊が拡張した症例を選ぶこと，2点目は骨窓を頭側には内眼角靱帯下端とほぼ同じ高さまで，背側には涙囊背側と篩骨蜂巣の間の堤防状の骨を完全に除去するまで作成．3点目は涙囊粘膜弁が自然に開くような涙囊粘膜切開を行うことである．

1．手術器具（図1参照）
Ex-DCRの器具以外に，以下を追加する．
・涙道内視鏡あるいは硝子体切除術用光源とファイバー
・硬性鼻内視鏡（内視鏡外径2.7～4 mm 視野方向30°）と曇り止め
・チューブあるいは同等品（ショートタイプ：以下，チューブS）
・マイクロデブリッダー（IPCまたはXPS，メドトロニクス）とDCR用先端
・エルマン社吸引式凝固電極ユニットH40

2．手術手技
以下の下線部が眼科医の担当になる．

a）麻酔と術前処置
全身麻酔あるいはEx-DCRと同じ麻酔に，以下の麻酔を追加する．

浸潤麻酔：鼻内視鏡下に水平に保った涙道内視鏡か光ファイバーの透過光を目印に，先端から1 cmを10°程度曲げた22Gカテラン針で，1 mlのリドカインEを中鼻道入り口の鼻腔側壁（透過光部）の骨膜下へ1分程度かけゆっくり注入する．

b）涙点切開拡張，閉塞部同定，鼻粘膜切開
<u>上下涙点の耳側切開と鈍の涙点拡張針による拡張を直径2 mm以上となるまで行う．涙道内視鏡を上涙点より挿入し涙道内視鏡で鼻涙管閉塞部を確認する．なるべく上涙点より涙道内視鏡か硝子</u>

体手術用ファイバー(以下,ファイバー)を涙嚢に挿入し,水平に涙嚢鼻側壁に当て(図11),その光量を最大にする.光量を最小にした鼻内視鏡で透過光を探す.高周波メスで透過光部をマーキング,そこから2mm程頭側が鼻粘膜切開上端となる(図12).涙道内に100倍程度に希釈したピオクタニン液を入れ,涙嚢鼻涙管粘膜を染色する.

　高周波メスで鼻粘膜を8×6mm程度に切開し,エレバトリウム-ラスパロトミーで骨より剝離させ,切開線内を剝離したら西端氏前頭洞カップ状鉗子(以下,西端鉗子)で摘除し骨壁を露出させる(図13).

c)骨窓作成,涙嚢鼻涙管粘膜切開,チューブ留置

　IPCあるいはノミで骨を切削する.骨窓のデザインは以下を基準とする.頭側は涙点より挿入したファイバーがほぼ水平になるまで,足側は鼻涙管閉塞部直上か頭側端より7mm以上,背側は篩骨蜂巣まで,腹側は背側のラインから5mm以上となるように7×5mm以上とする(図14).背側に骨窓を拡大すると篩骨蜂巣が露出するがそのままでも問題ない.

　キシロカインゼリー®等の粘弾性物質を涙嚢に注入し,切開しやすくする.ファイバーで涙嚢粘膜をテント状に持ち上げて,涙嚢鼻涙管粘膜を線状あるいは曲線状に約5mm切開する(図15)とピオクタニンで染色された涙嚢鼻涙管粘膜が観察される.涙嚢腔が鼻腔内に自然に開口するように"H"か"コ"の字型に切開を追加する.涙石があれば皮膚面より押して鼻腔に圧出させるか鋭匙で除去する.1〜2組のチューブSを先端から1cmの部位で約20°曲げて屈曲を腹側に向けて上下涙点より挿入する.鼻内視鏡でチューブSの粘膜下留置や複数の吻合口がないことを確認する.鼻内視鏡で内総涙点が認められれば理想的である(図15).内眼角でのチューブSのゆるみがあれば,鼻腔より引いてゆるみを取る.

d)術後処置

　術後の処置や投薬はEx-DCRに同じである.

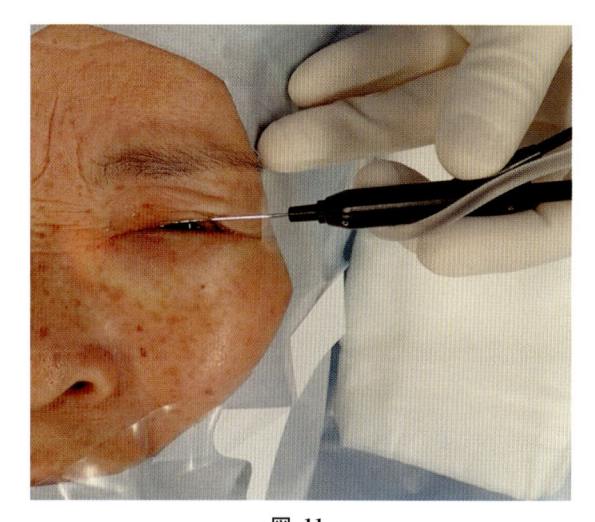

図11.
涙道内視鏡を水平にして透過光を観察すると骨窓の頭側が規定される.

異なる点はIPCを用いたEn-DCRでは鼻粘膜欠損が大きくなりやすく,そこに肉芽が生じやすい(図16).チューブS抜去のタイミングは鼻内視鏡で観察し鼻粘膜上皮化後抜去するが,おおよそ術6〜8週後になる.術4か月後に良好な通水と涙三角の低下があれば,再閉塞はまず生じない.

3.合併症とその対策

　Ex-DCRにほぼ同じであるが以下の点が異なる.

a)鼻粘膜腫脹

　術中に器具が鼻粘膜に何度も接触すると生ず.腫脹は鼻腔をさらに狭くし,誤接触を誘発する悪循環に陥る.多くの場合,手術に不慣れな段階で生ずる合併症であり,0.01%エピネフリンをしみこませた鼻ガーゼを留置し5分程待つ.手術続行不可能な場合,Ex-DCRにコンバートする.

b)術後再閉塞

　再閉塞は10〜20%の確率で生じる[2].術後8週以内の再閉塞/狭窄のほとんどは不十分な開窓か肉芽形成(図16)が原因であるので,疎通性があるからと経過観察とせず分泌物の逆流があれば,再手術を行う.再手術の場合,初回手術の骨窓を内総涙点が鼻内視鏡下に見える程度まで頭側に拡大し,正常粘膜の残る粘膜弁を作成する.

c)涙点や吻合口の肉芽形成(図16)

　チューブを早めに抜去,肉芽を摘除し,抗菌薬,

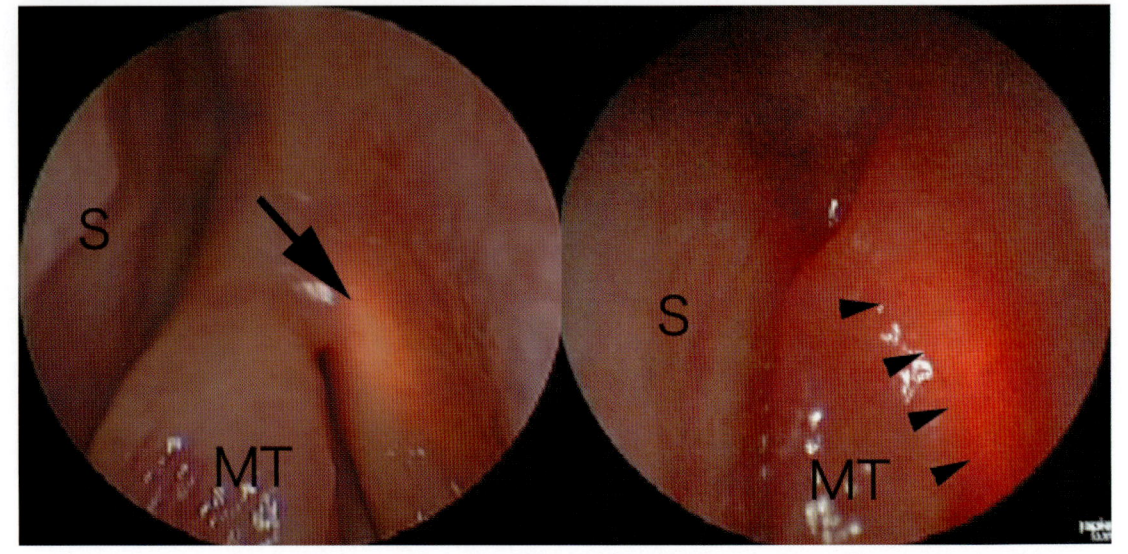

図 12. 図 11 に対応する鼻内視鏡で見た左鼻腔の涙道内視鏡透過光像
ピンポイントな透過光(矢印). 拡散した透過光(矢頭). 骨壁が厚い, あるいは涙道内視鏡が涙囊内に入っていない場合に透過光が拡散する.
MT：中鼻甲介, S：鼻中隔

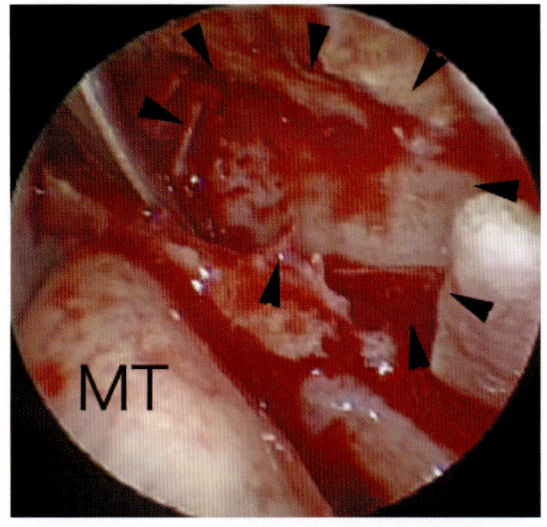

図 13. 左側鼻粘膜切除時の鼻内視鏡像
矢頭で囲まれた部位が涙骨と上顎骨が露出した部分

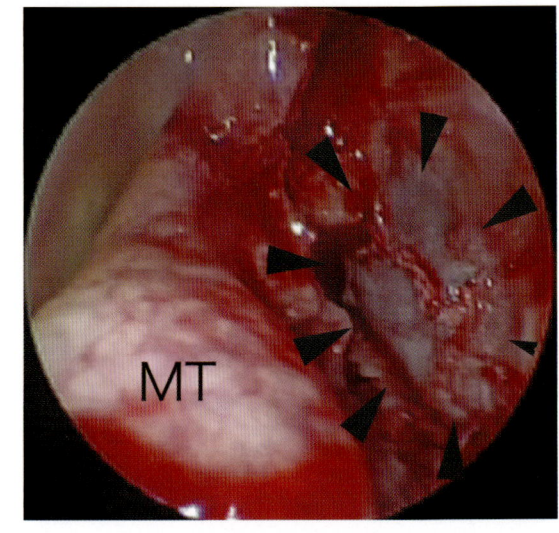

図 14. 左側骨窓完成後の鼻内視鏡像
矢頭で囲まれた部分が露出した涙囊. ピオクタニンが透見されやや青く見える.

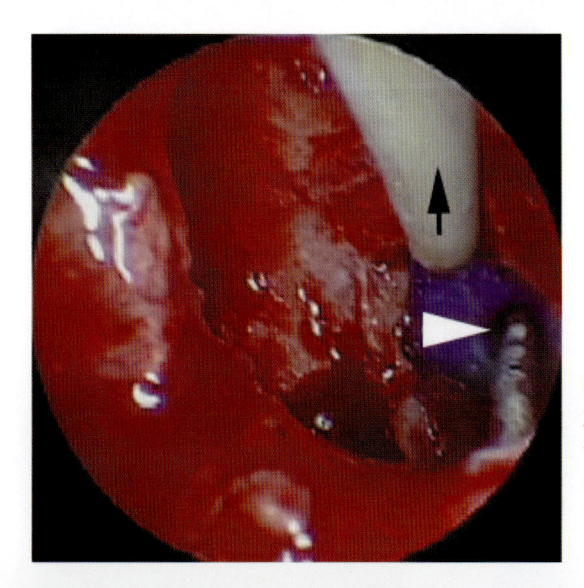

図 15.
左側涙囊粘膜切開後の鼻内視鏡像
切開後の青染された涙囊粘膜とチューブが認められる.
矢印：高周波電気メス, 矢頭：内総涙点と同部より出るチューブ

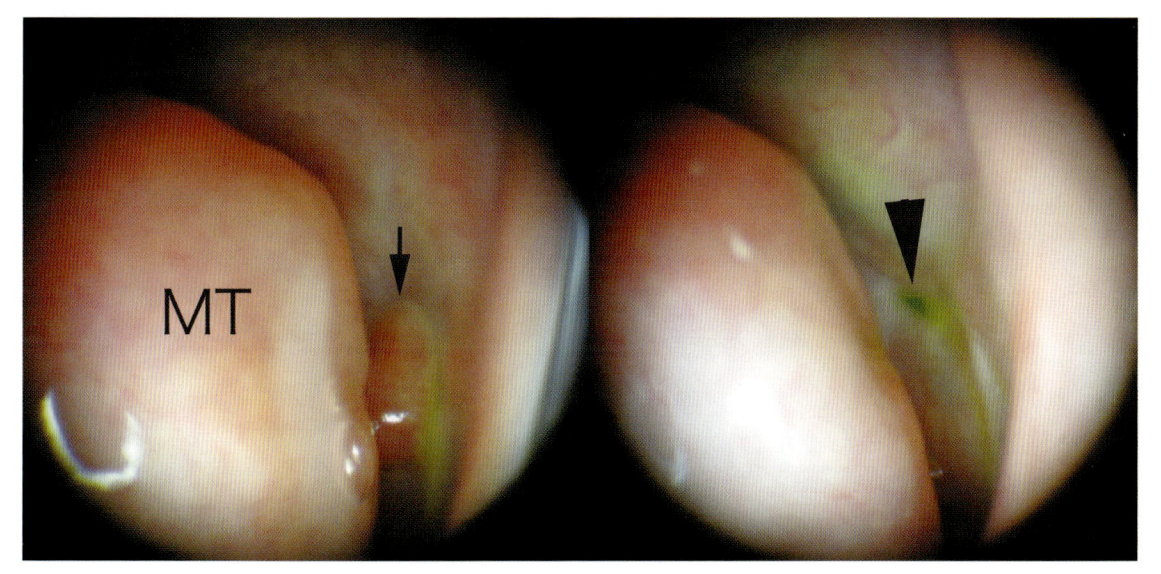

図 16. 左側吻合部の肉芽(矢印)と摘除後の吻合孔(矢頭)

リンデロン点眼とトラニラスト点眼を行う.

涙道再疎通化手術

1. 涙道内視鏡直接プロービング(DEP)[10]やシース誘導下内視鏡穿破法(SEP)+チューブ留置[11]など

涙道再疎通化手術は簡便かつ低侵襲であるが,再閉塞した場合,その原因がチューブの誤挿入か症例選択なのかがわかりづらい.すなわち涙道内視鏡や鼻内視鏡を用いるブラインド操作の少ない手技を行うことが重要となる.したがってチューブ留置法も最初はシース誘導下チューブ留置で確実にチューブを留置することを勧める.症例選択に関しては,病歴と術中の涙道内視鏡所見による症例選択がカギとなる.病歴による適応は前述のとおりで,DEPやSEP後の術中涙道内視鏡所見で,穿破部分が膜様でなく3mm以上の長い距離をプロービングした例はチューブ留置せずDCRにコンバートしたほうがよい.

2. 手術器具

涙道内視鏡,硬性鼻内視鏡(内視鏡外径2.7〜4mm 視野方向30°)と曇り止め,チューブあるいは同等品,ソープ氏鑷子,吸引管,涙点拡張針(小児用),23Gバンガーター氏涙管洗浄針,ソープ氏鑷子,耳用鉗子,カテーテル長60mm以上(これより短いと涙道内に迷入の可能性あり),ラジオペークストライプタイプのカテーテルの18Gカテラン針.

3. 手術手技

a) 麻酔と術前処置

Ex-DCRと同じ滑車下神経麻酔,鼻粘膜麻酔および涙点切開拡張を行う.シースとしてカテラン針外筒を用いる場合,涙点耳側切開と拡張を併用してシースを被せた涙道内視鏡がスムーズに涙点から入るようにする.

b) 閉塞部同定

バンガーター氏涙管洗浄針で涙管通水を行い涙道内の分泌物を除去する.涙道内視鏡を上涙点より挿入し涙道内視鏡で鼻涙管閉塞部のディンプルを確認し,内視鏡を少しずつ進めて穿破し下流側の管腔が見つかれば内視鏡を抜去する.

c) SEPおよびチューブ留置

以下は,本誌別項と同様であるので参照されたい.

4. 合併症とその対策

a) 術後再閉塞

再閉塞は涙嚢炎がある症例では高率に生じる.再疎通化手術は時間経過ともに再閉塞する傾向があり,長期にわたる経過観察が必要である.再閉塞の場合にはDCRで再手術を行う.

b) シースの涙道内迷入

涙道内視鏡に被せたシースの手元側が迷入した

場合には下鼻道の鼻涙管開口部にシースの一部が出ていることが多い．シースが開口部から見えるように涙道内視鏡を保持し，耳用鉗子で下鼻道より摘出する．下鼻道になければ DCR で摘出する．

文 献

1) 上岡康雄，鶴丸修士，松山浩子：涙囊鼻腔吻合術鼻外法，涙囊鼻腔吻合術鼻内法など．眼手術学（佐藤美保，佐々木次壽編），文光堂，pp. 353-387, 2014.
2) Jane O : Adult lacrimal surgery. Color atlas of lacrimal surgery (Jane Olver ed) 1st ed, Butterworth-Heinemann, Oxford, pp. 92-143, 2002.
   Summary 涙道手術を本格的に始める人なら必読の1冊．涙道に関して体系的な知識が得られ，かつ写真も鮮明．
3) Toti A : Nuovo metodo conservatore dicura radicale delle soppurazioni croniche del sacco lacrimale (dacriocistorinostomia). Clin Moderna, **10**：385-387, 1904.
4) Massaro BM : Endonasal laser dacryocystorhinostomy. Arch Ophthalmol, **108**：1172-1176, 1990.
5) Sasaki T, Nagata Y, Sugiyama K : Nasolacrimal duct obstruction classified by dacryoendoscopy and treated with inferior meatal dacryorhinotomy. Part Ⅱ. Inferior meatal dacryorhinotomy. Am J Ophthalmol, **140**：1070-1074, 2005.
6) 中村泰久：涙囊鼻腔吻合術．眼科診療プラクティス，**5**：66-69, 2002.
7) 栗橋克昭：ダクリオロジー．メディカル葵出版, pp. 197-256, 1998.
   Summary 少し古いが網羅的な1冊．多くの文献的考察がこの本の価値を高めている．
8) 西尾佳晃：古典的 DCR 鼻外法による涙道再建術．眼科，**45**：175-181, 2003.
9) Hurwitz JJ : Disease of the sac and duct. The Lacrimal System (Jeffrey Jay Hurwitz ed), Lippincott-Raven, Philadelphia, pp. 117-138, 1995.
   Summary 涙道の辞典的1冊，絶版だがネットでは購入可能．生理や病態に関する記載が有用．
10) 鈴木 亨：内視鏡を用いた涙道手術（涙道内視鏡手術）．眼科手術，**16**：485-491, 2003.
11) 井上 康：シースを用いた鼻涙管再建．眼手術学（佐藤美保，佐々木次壽編），文光堂，pp. 398-403, 2014.

大好評！ペパーズ増大号！！

眼瞼の美容外科手術手技アトラス
PEPARS No. 87
(2014年3月増大号)
定価5,000円+税

編集／蘇春堂形成外科院長　野平久仁彦

眼瞼の美容外科の第一線を走るエキスパートが
コマ送りの写真で手術を解説！

目 次
埋没式重瞼術：
皮膚瞼板固定法／Multiple knot 法
切開式重瞼術：
挙筋腱膜前転を加えた皮膚瞼板固定法／切開式重瞼術は結果の予測が困難／皮膚切除を伴う切開式重瞼術
上眼瞼形成術：
重瞼線アプローチ／眉毛下切開と重瞼ラインからのアプローチを併用した上眼瞼の blepharoplasty：術式と適応／眉毛下アプローチ／拡大眉毛下皮膚切除術
眼瞼下垂症手術：
開瞼抵抗を処理する眼瞼下垂症手術／挙筋腱膜前転法
内眼角形成術：
Z 形成による控えめな切開／Z 形成
下眼瞼形成術：
私の行っている下眼瞼形成術―眼輪筋オーバーラップ法による tear trough deformity の修正―／経結膜的眼窩脂肪移動術による下眼瞼形成術／経結膜脱脂と脂肪注入の組み合わせによる下眼瞼形成術

PEPARS No. 75
(2013年3月増大号)
定価5,000円+税

ここが知りたい！顔面の Rejuvenation
―患者さんからの希望を中心に―

編集／新橋形成外科クリニック院長　新橋　武

経験豊富なエキスパートが伝授する治療のコツ―
是非手にとって，日常の診療にお役立てください！！

目 次
A．前額部・眉間
前額部・眉間の深いしわはボツリヌストキシン，フィラーなどの注射療法でどこまでとれるか，前頭リフトの適応をどのように考えるか―注射と手術の適応について―／眉間の表情じわに対するボツリヌストキシン注射療法―自然な表情を得るためのコツ―
B．上眼瞼
眉毛下垂が著明な上眼瞼たるみに対する治療戦略／上眼瞼陥凹に対する脂肪注入の実際と合併症回避のコツ
C．下眼瞼
目尻から下眼瞼外側：時に頬部までかかるしわに対するボツリヌストキシン注射療法のコツ／Tear Trough・lid/cheek junction に対するフィラーの選択と注入のコツ―加齢により下眼瞼がたるむのはなぜか？―／Tear trough・lid/cheek junction に対する手術療法／下眼瞼のちりめんじわ・眼瞼のくすみに対する治療戦略
D．顔面・頸部
軟部組織のボリュームの減少が著しい中顔面のたるみに対する治療戦略／下顔面・頸部のたるみに対する手術のコツ／スレッドリフトの適応・限界・スレッドの選択・合併症回避のコツ／口唇周囲の Rejuvenation の治療戦略／頸部の Rejuvenation 治療戦略／顔面・顎下部に対する脂肪融解注射の実際
E．Skin Rejuvenation
何となくきれいになりたい人のための美容術／肝斑と肝斑以外のシミが混在する症例の診断と治療／PRP 療法の実際：フィラーとしての PRP 療法／PRP 注入療法の実際―Skin Rejuvenation 治療としての PRP 療法―／サンスクリーン剤の使用法

㈱全日本病院出版会
〒113-0033　東京都文京区本郷 3-16-4
TEL：03-5689-5989　FAX：03-5689-8030
お求めはお近くの書店または弊社ホームページ(http://www.zenniti.com)まで！

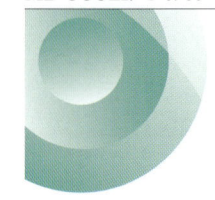

◎特集/涙道診療ABC

内視鏡下涙囊鼻腔吻合術(鼻内法)の施行時に気を付ける耳鼻科的疾患

竹林宏記*

Key Words: 内視鏡下涙囊鼻腔吻合術(endoscopic dacryocystorhinostomy;E-DCR),鼻中隔弯曲症(deviation),術後性上顎囊胞(postoperative maxillary cyst),鼻・副鼻腔腫瘍(nasal paranasal sinus tumor)

Abstract: 涙囊鼻腔吻合術は,慢性涙囊炎に対して施行される手術法である.鼻外法と鼻内法(endoscopic dacryocystorhinostomy;E-DCR)に分けられる.副鼻腔内視鏡や周辺機器の進歩・術式の改善にて,E-DCRの術後成績は向上している.E-DCRのほうが手術の副損傷も少なく,今後,手術適応のさらなる増加が予想される.

E-DCRを安全に行うため,鼻・副鼻腔の構造の理解,術前の画像(CT・MRI)検査とそれの読影が必須である.

涙囊周囲に及ぶ鼻・副鼻腔疾患を熟知し今後の治療に役立てていただきたい.

はじめに

涙囊鼻腔吻合術は,慢性涙囊炎に対して施行される手術法である.涙囊に到達する手段で,鼻外法と鼻内法(endoscopic dacryocystorhinostomy;E-DCR)に分けられる.以前は鼻外法の術後成績が良いと報告されていたが,副鼻腔内視鏡や周辺機器の進歩・術式の改善にて,E-DCRも遜色のない成績が得られるようになってきた.術後成績が向上すれば,内視鏡下で行うE-DCRのほうが手術の副損傷も少なく,手術適応も広い.

このように,今後E-DCRの適応が増加すると考えられる.しかし,鼻内から手術を行うときには鼻・副鼻腔の構造を理解し,鼻腔特有の疾患に注意する必要がある.本稿では,内視鏡下涙囊鼻腔吻合術を安全に行うために,手術時に注意すべき鼻・副鼻腔疾患に関して述べる.

アレルギー性鼻炎

アレルギー性鼻炎とは鼻粘膜Ⅰ型アレルギー疾患で,くしゃみ・鼻汁・鼻閉を3主徴とする.日本人での有病率は約40%といわれている.鼻粘膜が炎症を起こしている場合は当然下鼻甲介も腫脹しており,手術時には鼻粘膜を十分に収縮させる必要がある.

鼻中隔弯曲症

E-DCR施行時に出会う一番頻度の高い疾患である.鼻中隔は,鼻中隔軟骨,鋤骨,篩骨垂直版から成り,上顎骨骨稜の上に乗る形になっている(図1).成長の過程で,軟骨と骨の発育度の違いや,頭蓋の重さのために弯曲をきたすといわれている.

成人の約90%に弯曲を認めるといわれており,鼻中隔弯曲があれば,広い鼻腔と狭い鼻腔ができる.慢性涙囊炎が狭い鼻腔側であり,術野に近い鼻堤部に弯曲を認める場合は,鼻中隔矯正術の併用が必要となる(図2).狭い術野でE-DCRを行

---

* Hironori TAKEBAYASHI,〒552-0021 大阪市港区築港1-8-30 大阪みなと中央病院耳鼻咽喉科

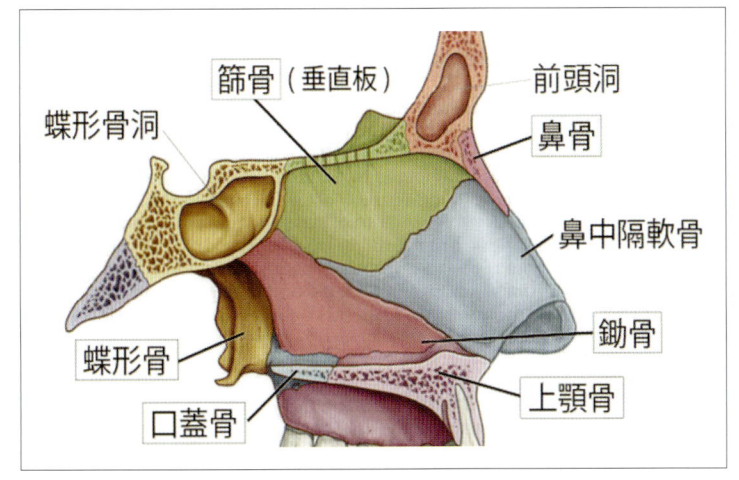

図 1. 鼻中隔の構造

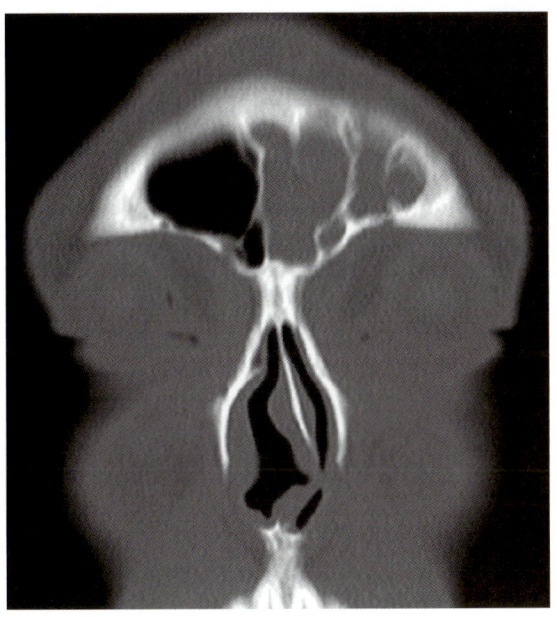

図 2.

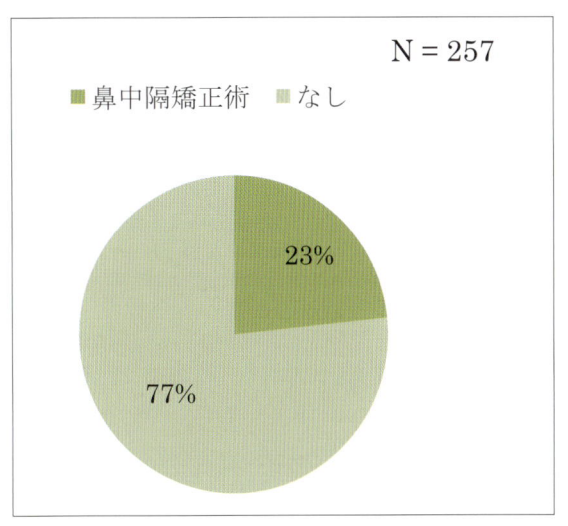

図 3.

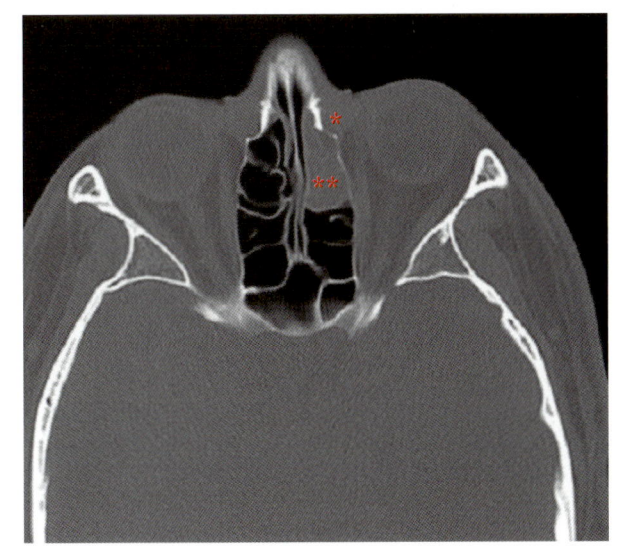

図 4.

うと，手術が困難なだけでなく術後の癒着・再閉塞の原因となる．当院においても，E-DCR 施行の約 2 割の症例で鼻中隔矯正術を併用している（図 3）．

慢性副鼻腔炎

涙囊は前篩骨洞に接している．涙囊を鼻内に大きく開放する（大きな骨窓を作成する）ためには，鉤状突起を除去する必要がある．中鼻道にポリープが存在したり，篩骨洞に炎症性病変が存在すれば，鉤状突起を除去し上顎骨前頭突起を上後方に削開していく際に炎症が強く出血が多くなる．そ

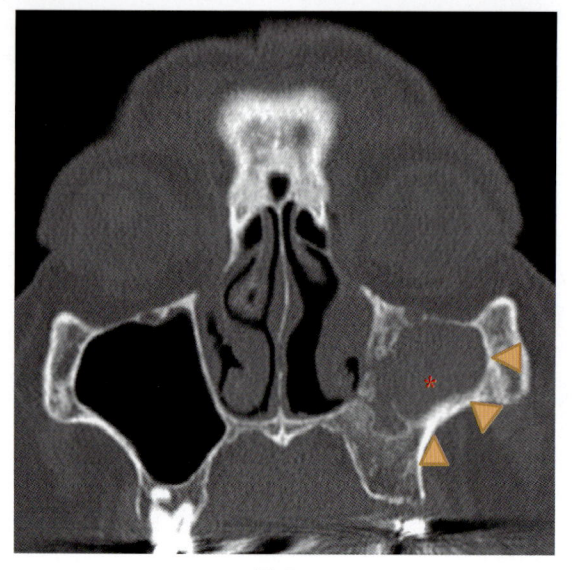

図 5.

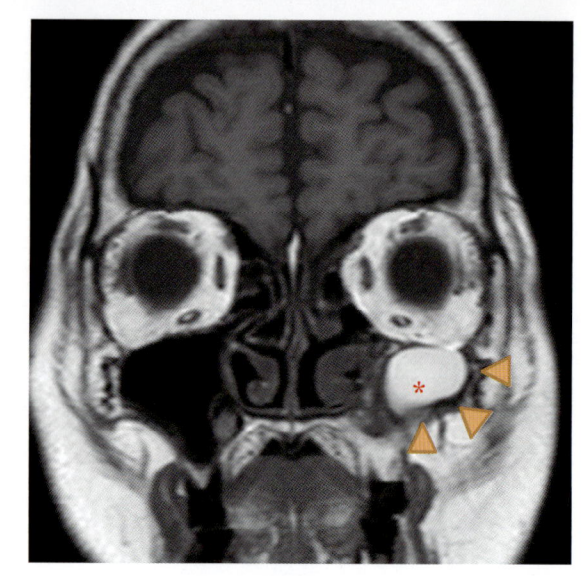

図 6.

のような場合を想定するために術前に CT にて中鼻道，篩骨洞(特に前篩骨洞)病変を確認する必要がある(図 4).

副鼻腔囊胞

副鼻腔囊胞は，術後性副鼻腔囊胞と特発性副鼻腔囊胞に大別される．E-DCR 時に問題となるのは術後性上顎囊胞と特発性篩骨洞囊胞である．

1. 術後性上顎囊胞

術後性上顎囊胞とは，慢性副鼻腔炎に対して口腔内から犬歯窩切開により施行された上顎洞根本術(昔の副鼻腔炎の手術)のあと，上顎洞粘膜の残存による囊胞形成をきたす疾患で，初回手術から 30～40 年経過して見つかることが多い．上顎洞底に粘膜が残存することが多く，好発部位は鼻涙管開口部付近である．囊胞により鼻涙管開口部(下鼻道)を圧排し，鼻涙管閉塞，慢性涙囊炎となっている場合がある(図 5, 6)．囊胞を開放し鼻涙管開口部の狭窄を解除すれば，E-DCR を回避できる可能性があるため，術前にしっかり除外する必要がある．問診にて，以前副鼻腔根本術の既往がある症例に対しては，CT のほか，MRI を術前に施行してもらいたい．CT では，囊胞なのか肉芽なのか区別できないからである(肉芽の場合は E-DCR が必要となってくる).

2. 特発性篩骨洞囊胞

特発性篩骨洞囊胞は原因不明の篩骨洞に形成される囊胞で，直接的に涙囊・眼球を圧排する場合がある(図 7, 8)．この場合も囊胞を開放さえすれば E-DCR は必要ないことが多い．ただ，充実性の腫瘍か囊胞かは CT だけでは鑑別できないため，この場合も MRI も施行するのが望ましい．

鼻・副鼻腔，涙囊悪性腫瘍

割合は非常に少ないが，鼻・副鼻腔や鼻涙管開口部に悪性腫瘍が存在し，腫瘍による直接的な涙囊の圧排で慢性涙囊炎となる場合や，鼻涙管開口部の腫瘍の存在により間接的な涙囊炎となる場合がある．また，原発性涙囊腫瘍は比較的稀な疾患であるが，悪性腫瘍の頻度は 50％ 以上と非常に高い．

当院においては，慢性涙囊炎にて E-DCR 目的に紹介を受けた 232 症例のうち，2 症例(0.8％)に悪性疾患が含まれた．鼻涙管開口部に存在した diffuse large cell B cell lymphoma(図 9, 10)と，前篩骨洞に存在した adenoid cystic carcinoma である(図 11)．涙囊周囲の骨破壊像や易出血性病変，または涙囊部に固結を認めた場合は悪性疾患も念頭に置き造影 CT を施行する必要がある．

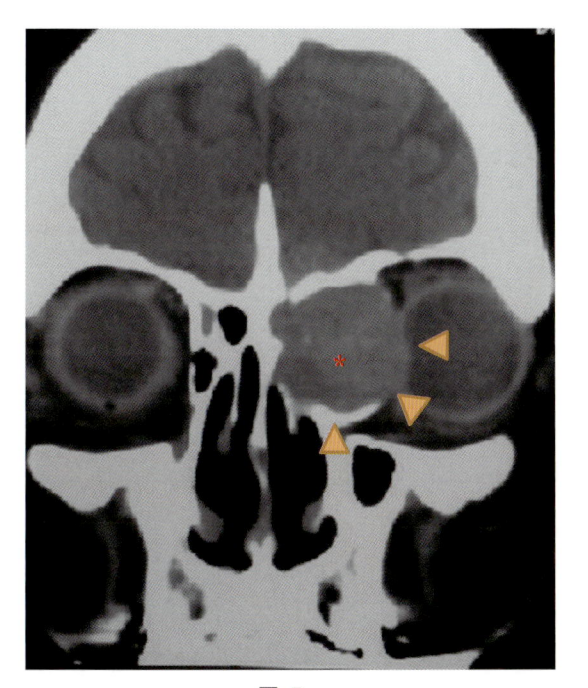

図 7.

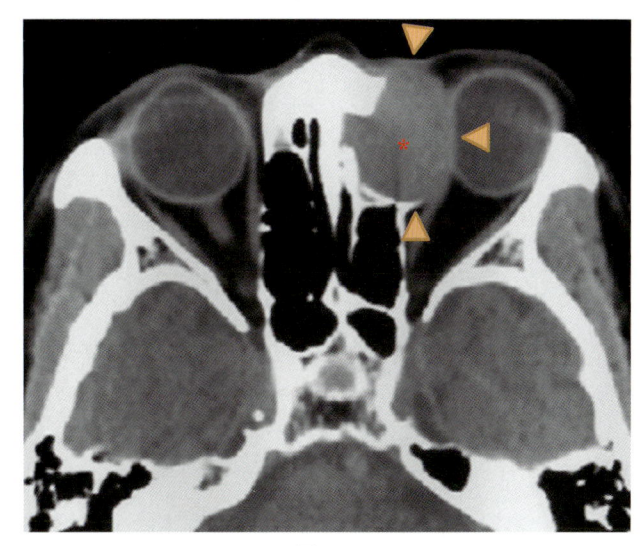

図 8.

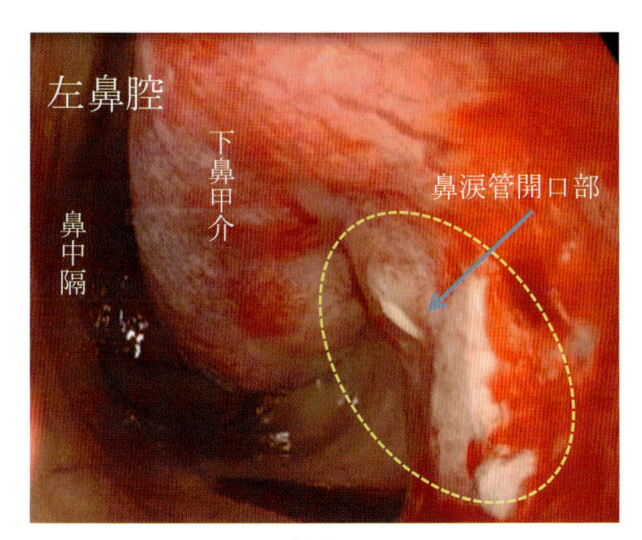

図 9.

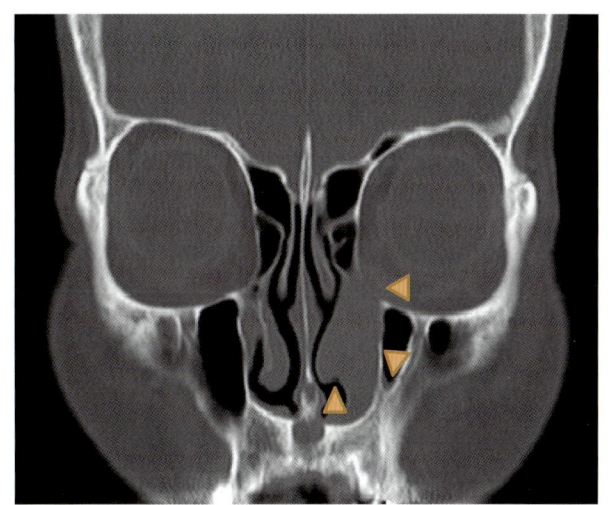

左鼻腔
鼻中隔
下鼻甲介
鼻涙管開口部

図 10.

さいごに

E-DCR は，慢性涙嚢炎に対しての適切な手術法である．ただ，鼻腔からの操作となるため術前のしっかりとした準備・計画が必要である．少なくとも全例に CT を施行し，涙嚢周囲の形態・病変に注意していただきたい．

そして前述のような病変を認めた場合は，ぜひ耳鼻科医に相談し，最善な状態で安全に手術を行っていただきたい．

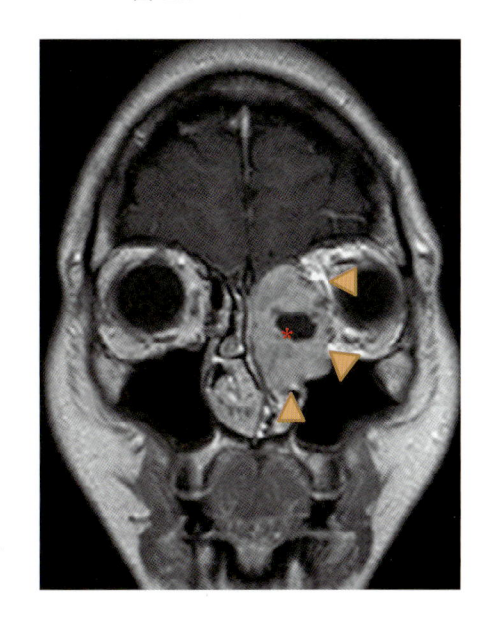

図 11.

眼科月刊誌 OCULISTA 小児関連特集号のご案内

Monthly Book OCULISTA
各号 定価 3,000 円＋税
B 5 判　オールカラー

No.28　2015年7月号
小児眼科診療のコツと注意点
編集企画　東　範行　国立成育医療研究センター

さまざまな視点からアプローチし、さらに大人との違いも踏まえて診なければならない小児の眼診療。早期発見、早期治療により最善策をとるため本誌を有効にご活用ください。

No.25　2015年4月号
斜視診療のコツ
編集企画　佐藤　美保　浜松医科大学病院教授

早期発見と正確な診療がカギを握ることが多い斜視について、眼科医に役立つ最新情報を解説。さまざまな原因から起きる斜視の臨床の実際が分かる一冊です。

No.24　2015年3月号
眼科アレルギー診療
編集企画　福島　敦樹　高知大学教授

眼科アレルギー疾患について臨床ですぐに役立つよう、疾患分類、具体的な治療法を、最新データを用いて実際的に解説。より精度の高い診断と治療に向けてご活用ください。

No.23　2015年2月号
ポイント解説　眼鏡処方の実際
編集企画　長谷部　聡　川崎医科大学教授

屈折矯正の基本である眼鏡処方について、一味も二味も異なる矯正法を提供できる、実践的な解説をコンパクトにまとめました。さっと開いてぜひ日常診療にご活用ください。

No.21　2014年12月号
屈折矯正 newest ―保存療法と手術の比較―
編集企画　根岸　一乃　慶應義塾大学准教授

眼鏡、コンタクトレンズから手術まで手段が広がり、かつそれぞれもより高度な技術が臨床に生かされるなか、何を目の前の患者に提供できるか、分かりやすく解説されています。

No.19　2014年10月号
眼科外来標準検査　実践マニュアル
編集企画　白木　邦彦　大阪市立大学教授

眼科検査を有効的に行い、その結果をフル活用するためのポイントを紹介。小児不同視弱視、学童期の色覚検査についても分かりやすく解説されています。

全日本病院出版会
〒113-0033　東京都文京区本郷 3-16-4　Tel:03-5689-5989
http://www.zenniti.com　Fax:03-5689-8030

お求めはお近くの書店または弊社ホームページまで！

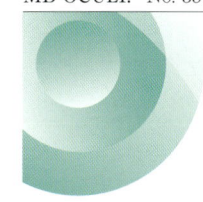

◎特集／涙道診療 ABC

涙道に関連する腫瘍性病変

辻　英貴*

Key Words : 涙道(lacrimal passage)，涙嚢(lacrimal sac)，涙嚢炎(dacryocystitis)，原発性腫瘍(primary tumor)，浸潤性腫瘍(secondary tumor)

Abstract : 涙道腫瘍は非常に珍しい疾患であるが患者は存在し，涙点，涙小管，涙嚢，鼻涙管のいずれからも生じ得る．最も注意が必要なのは，慢性涙嚢炎の診断のもと，なかなか治らず実は腫瘍であったという症例である．涙嚢腫瘍は悪性の割合が高く，腫瘍が存在するのではないかという疑いの目を持つためには，涙道腫瘍に対する理解と，患者より発せられるサインを見逃さないことが重要である．また原発性のみならず，鼻・副鼻腔からの浸潤性腫瘍や，転移性腫瘍などもあり，広く原因を考えることも大切である．

はじめに

涙道は，涙点，涙小管，涙嚢，鼻涙管から成り下鼻道に開口する．そこに生じる腫瘍は原発性，浸潤性，転移性と多岐にわたるが，本稿では原発性のものを中心に述べる．涙嚢の代表疾患として涙嚢炎があるが，腫瘍と慢性涙嚢炎との鑑別はときに難しく，近医にて漫然と経過をみてきて，実は腫瘍，それも悪性であった症例なども紹介されてくる．腫瘍かもしれないと疑う観察眼，腫瘍と涙嚢炎の鑑別眼を養うことは重要であり，その一助となるように涙道腫瘍について述べていく．

原発性腫瘍

原発性の腫瘍は，涙点，涙小管，涙嚢，鼻涙管のいずれからも生じ得る．

1．涙点腫瘍

涙点に生じる腫瘍は，母斑や乳頭腫などが多い．母斑は色素に富み，眼球に寄り添う形状をとる．乳頭腫は，モコモコとした小さなキノコに似た形状をとる．多発していることもあり，結膜をまんべんなく観察する必要がある．涙点に生じた母斑を図 1 に，乳頭腫を図 2 に示す．治療はともに切除である．乳頭腫の場合には，再発防止目的で切除直後に腫瘍部位と切除断端へ冷凍凝固を行うことがある．結膜のみが冷凍凝固されるように凝固直後に若干浮かして周囲組織から離し，解凍直後にさらに追加凝固を行い，ダブルクライオとする．症例に応じ，腫瘍とともに涙点の一部が切除された場合には涙点プラグを，また涙点のほとんどを切除した場合には涙道チューブを，それぞれ挿入し，涙道の確保を行う場合がある．

2．涙小管腫瘍

涙小管の原発腫瘍は極めて稀であり，涙点や結膜から侵入する乳頭腫などがほとんどである．結膜の悪性黒色腫が散布して涙道内に播種を生じることもある．そのため 5-fluorouracil(5-FU)や Mitomycin C(MMC)，Interferon(IFN)などの抗腫瘍薬の点眼を使用する際，涙道内播種の可能性がある場合には涙点プラグを併用しない方法がよい．

涙小管の腫瘍は，涙石を含んだ炎症性のものも少なからずみられる．真の腫瘍か迷うときには切除を施行し，病理を確認する．術中に涙石を含ん

* Hideki TSUJI，〒135-8550　東京都江東区有明 3-8-31　がん研究会有明病院眼科

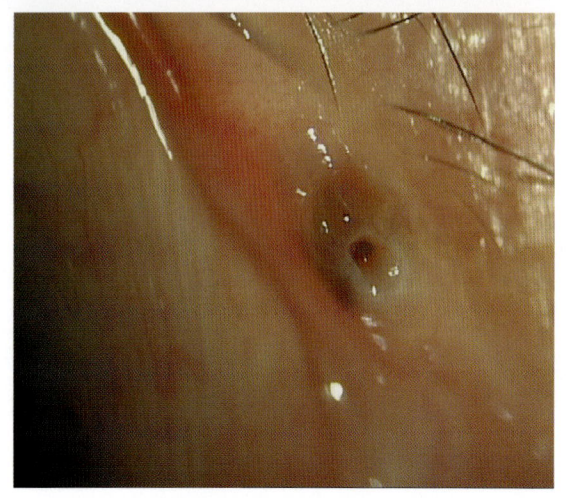

図 1. 右)上涙点の母斑

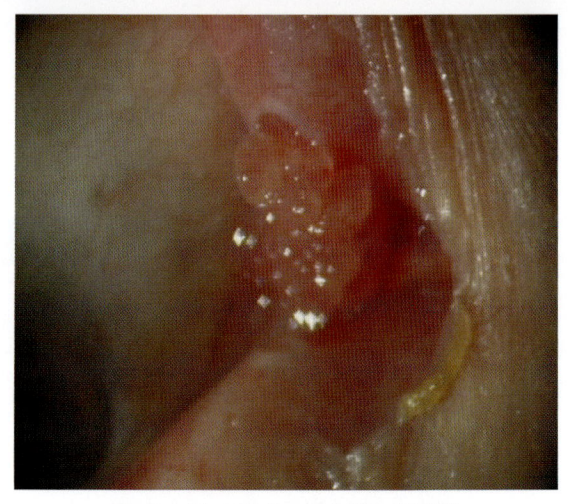

図 2. 右)上涙点～涙小管の乳頭腫

だ腫瘤であると判明した場合には排石により症状はすぐに軽快する．一部でも腫瘤の部分があれば必ず病理へ提出して真の腫瘍ではないことを確認する．結石の場合には放線菌が存在することが多く，培養で確認後，感受性のある抗生剤を投与する．

3. 涙囊腫瘍

涙囊にはさまざまな種類の腫瘍が生じるが，慢性涙囊炎との鑑別が困難な症例も多い．涙囊腫瘍は，腫瘍であった場合には悪性腫瘍の割合が多いことが特徴であり，両者の鑑別は重要である．流涙，涙囊炎がある症例で，涙囊炎と腫瘍とを鑑別するポイントを①～⑦に示す．腫瘍である場合にもその存在によって涙囊炎症状が二次的に生ずることもあり紛らわしい症例も多いが，以下の7項目が鑑別のヒントと考えている．

＜涙囊炎と腫瘍との鑑別のポイント＞

①涙囊炎では腫瘤は涙囊部に限局し，圧迫により膿が涙点から排出して著明に腫瘤は縮小して平坦になるが，しばらくするとまた膨れる．すなわち増悪と寛解がみられる．

②腫瘍は実質性であるために，涙囊部の触診にてどこかに「塊」を感じることがあり，片眼性である．

③腫瘍では疼痛・圧痛，皮膚の炎症所見や熱感などを呈しにくい．

④腫瘍では内眥靱帯を越えて上方に及ぶことがある(図3)．涙囊炎による膿では重力の関係から下方に溜まる傾向があるが，腫瘍であればその存在部に腫大がみられる．

⑤腫瘍では涙囊のみならず周囲も含めて腫脹したままのことが多く，涙囊炎のように増悪と寛解がみられることはほとんどない．

⑥鼻出血もしくは涙道洗浄における血性の逆流は，増殖のために豊富な血管を必要とする腫瘍を疑う1つの所見である．

⑦涙囊炎は女性に多く[1]，涙囊腫瘍は男性のほうが女性よりも頻度が高い[2]ので，難治の男性症例では腫瘍の可能性を頭のどこかに入れておく．

腫瘍を疑った場合には画像検査が必要であり，速やかにCTもしくはMRIを施行する．可能であれば造影剤を併用し，腫瘤が実質性かつ造影効果がみられれば腫瘍を考える．また涙囊造影を行うと，涙囊内腔の状態が把握できる．腫瘍では涙囊が不整に変形し，造影剤の充盈欠損がみられる．またCTでは特に骨の状況が明確になり，骨の変形や破壊が観察され，骨浸潤や破壊がみられれば悪性腫瘍が考えやすい．症状が長く続いているが炎症所見に乏しく増悪と寛解がみられないなどの典型的な涙囊炎とは異なる症例には腫瘍の存在を疑い，CTもしくはMRIなどの画像検査を依頼することが肝要となる．

涙囊腫瘍の特徴としては，70％は上皮性で，72％は悪性腫瘍であったという報告[3]が，またFlanaganら[4]は，60％が悪性腫瘍であったと報告して

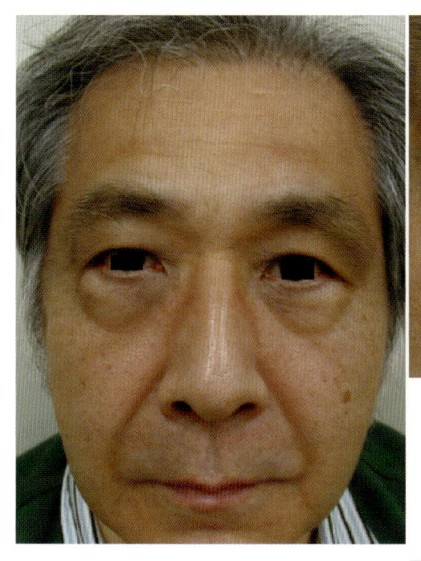

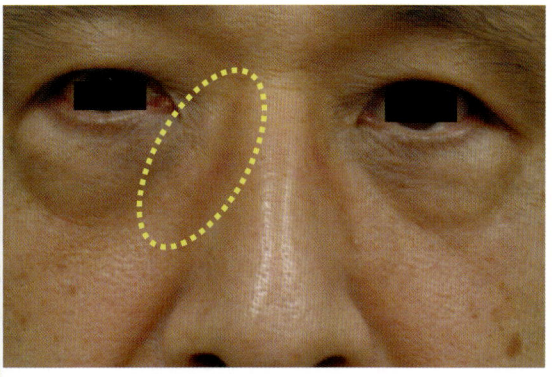

図 3. 涙囊腫瘍
61 歳, 男性. びまん性大細胞性リンパ腫. 他院にて DCR 時に腫瘍あり紹介受診. 内眼角腱を越えて上方に腫瘤を形成

おり, 他部位よりも悪性の比率が高いことに留意が必要である.

病理別にみると, 上皮性では乳頭腫や各種のがん, 非上皮性では悪性リンパ腫の頻度が高く, なかでも非ホジキンリンパ腫がほとんどである. また悪性線維性組織球腫(malignant fibrous histiocytoma；MFH)も多くみられる.

涙囊悪性腫瘍と年齢の関連では, 平均年齢は 58 歳(16～89 歳)で, 扁平上皮がんは平均 63 歳, 移行上皮がんは平均 47 歳, 腺様囊胞がんは平均 51 歳, 膨大細胞がんでは平均 79 歳と, がんの中でも発症年齢に違いがあるが比較的若年で発生している傾向がある[5].

良性腫瘍の代表は乳頭腫で, 悪性では扁平上皮がんが大多数を占める. 鼻腔に生じる乳頭腫ではタイプによってはがん化傾向がみられ, 涙道は鼻腔に連続しているので涙囊や特に鼻涙管に生じるものには注意が必要である. HPV(human papilloma virus)と密接に関連し, 11 型は良性のものと, 18 型は悪性のものと関連がある. 増殖パターンには, exophytic, inverted および mixed の 3 種類があるが, inverted と mixed はがん化しやすい病型[6]である. 乳頭腫が考えられた場合には, 切除とクライオを施行した後に病理を確認する. 病理にて一部にがん化した部分があれば, さらな

表 1. 原発性涙囊腫瘍の種類

- 上皮性
  - 乳頭腫
  - 扁平上皮がん
  - 腺様囊胞がん
  - 移行上皮がんなど
- 非上皮性
  - 悪性リンパ腫
  - 線維性組織球腫
  - 悪性黒色腫など
- 基底細胞がん
- 腺がん, 多形腺腫

る拡大切除や放射線治療を追加する.

表 1 に主な原発性の涙囊腫瘍を示す. このように多様な腫瘍を生じるかについては, 涙囊には, 円柱上皮のみならず漿液腺や, 漿液と粘液の混合腺などが存在するためと考えられている.

DCR 時などに思いがけずに腫瘍が存在した場合(図 4)には, 可能な限りで腫瘍を切除し, 病理へ提出する. 手術時に若干の赤みを伴うポロポロとした上皮性接着に乏しい腫瘍であったときには悪性リンパ腫の場合もあるため, すべてをホルマリンにつけずに, 血液内科や腫瘍内科などのリンパ腫を取り扱っている科に病理に出す前に連絡し, 悪性リンパ腫の可能性もあるので, フローサイトメトリーなどが必要と伝えて, 生検体を用いて内科から検査に出してもらうか, 自分で手配を

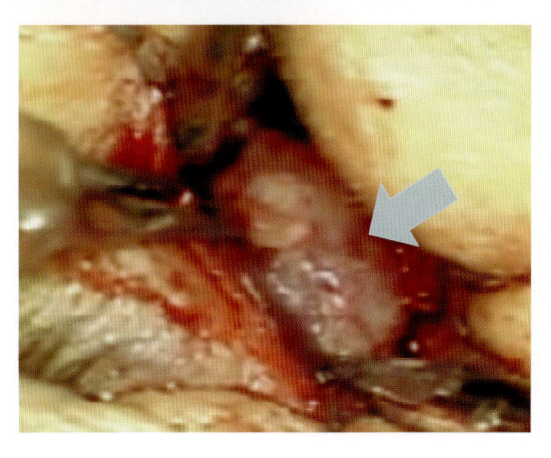

図 4.
涙囊腫瘍
65歳, 男性. neuroendocrine carcinoma
DCR 術中の涙囊切開時, 涙囊内に腫瘤(矢
印). DCR 時に思いがけず腫瘍が存在した
場合には, 必ず病理へ提出する.
(大友一義ら：第 32 回日本眼腫瘍学会.
2014 年 7 月 11 日, 浜松市)

する. また別に遺伝子再構成検査のために一部凍結保存をしておく. 病理に悪性リンパ腫の可能性があるかを問い合わせ, 可能性がある場合には, 凍結保存していた検体を IgH 遺伝子再構成もしくは TcR の遺伝子再構成について, フローサイトメトリーの結果に応じて, どちらかのサザンブロット法の検査を申し込む. 病理にてリンパ系腫瘍と判明した場合には, 拡大手術治療は選択にならず, 全身ステージングの後, 放射線照射や化学療法を施行する.

治療は, 涙囊に限局している場合などには腫瘍摘出もしくは涙囊摘出を, 広がりのある場合にはまず生検を行い, 病理にて悪性腫瘍であった場合には, その病理診断によって, 上皮性なら拡大切除, リンパ腫などでは全身ステージング後に放射線治療や抗がん剤治療などを施行する. 上皮性悪性腫瘍で浸潤範囲が広い症例には, 頭頸部外科(腫瘍耳鼻科)における侵襲の大きな外科的切除すなわちマージン確保のために眼球および眼瞼切除を伴う侵襲の大きな手術が必要となり, 顔貌に大幅な変化をきたすこととなる.

図 5, 6 に涙囊悪性腫瘍に対する拡大手術を施行した症例を提示する. 腫瘍の治療原則は早期発見・早期治療であり, 今後の涙道内視鏡の発展などによって, 涙囊炎との鑑別や, より小さな病変の時期に見つけることが可能になることが期待される.

4. 鼻涙管腫瘍

鼻涙管原発であってもよほど小さいものでなければ現状では鼻涙管のみに限局しているものは少なく, 臨床的に鼻涙管原発の腫瘍と涙囊原発の腫瘍との区別は困難であることが多い. 図 7 に鼻涙管原発の腺様囊胞がんの症例を提示する. 鼻涙管下方にも腫瘍が存在する場合には, 鼻腔アプローチでの生検が可能かも考慮に入れておく.

涙道の二次性(浸潤性)腫瘍

涙道には周囲に生じた腫瘍が浸潤してくることもある. 鼻腔・副鼻腔などに生じたものが浸潤してくることが多く, 副鼻腔では篩骨や上顎が, また鼻腔腫瘍は鼻涙管が下鼻道に開口していることからその頻度が高い. 治療は切除であるが, 術後の鼻涙管切除断端部の閉塞防止に涙管チューブを挿入した例を図 8 に提示する. 通常の DSI と異なり, 術後の粘膜の再生などに時間がかかるため, 半年から 1 年は留置が必要となる.

涙道の転移性腫瘍

さまざまな悪性腫瘍が涙囊に転移し得るが, 誌面の関係で本稿では割愛する. これまでにがんの既往があるか, また治りきっているのか, などについては既往歴の問診によって十分に把握し, 転移の可能性があるかを把握しておく.

まとめ

涙道の悪性腫瘍, 特に涙囊腫瘍は悪性の比率が高く, また慢性涙囊炎との鑑別が難しい例も多い. 悪性腫瘍であって眼球を含む拡大切除が必要となった場合には, 顔貌の大きな変化を余儀なくされ, また進行期になっているため再発・転移の可

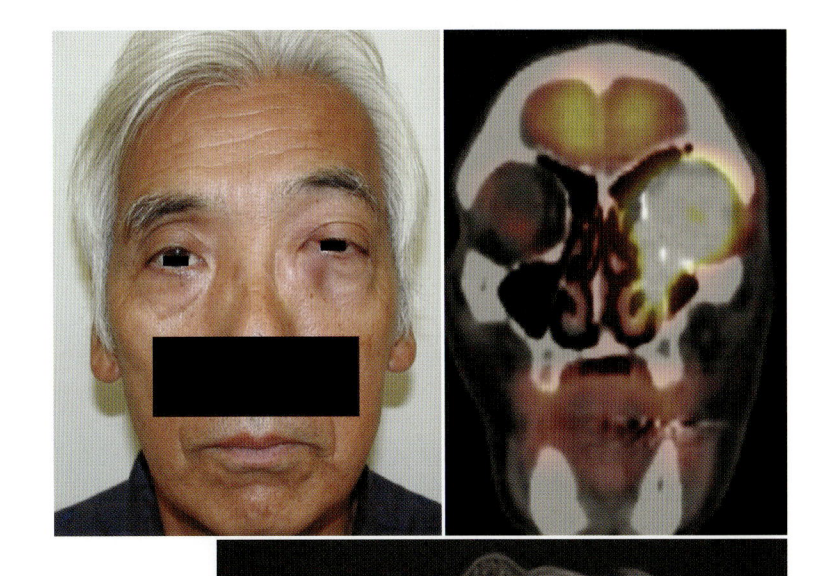

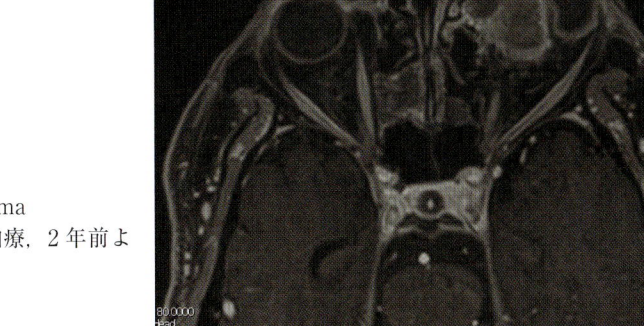

図 5.
66 歳，男性．neuroendocrine carcinoma
8 年前より近医眼科にて涙嚢炎通院加療，2 年前より腫瘍を触知

図 6.
上顎拡大全摘（頭頸科による）
眼窩内容除去＋上顎洞全摘を施行し，再建は腹直筋皮弁を用いた．
a：切除範囲
b：切除標本
c：頸部リンパ節廓清をレベルⅠ～Ⅴまで施行．24 個のリンパ節中に 3 個転移がみられた．

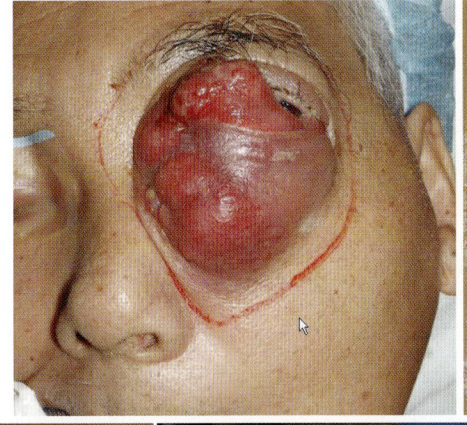

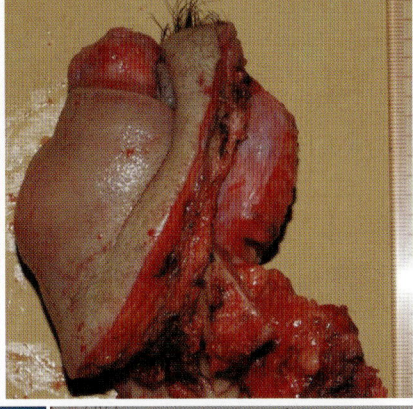

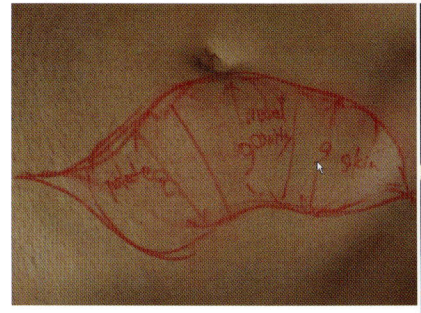

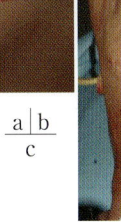

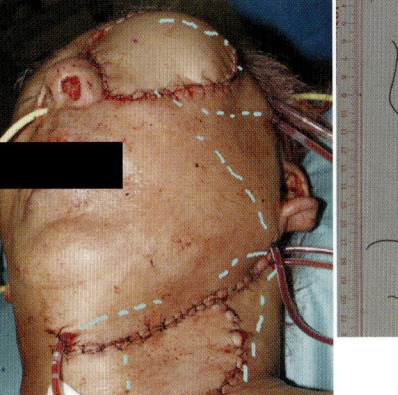

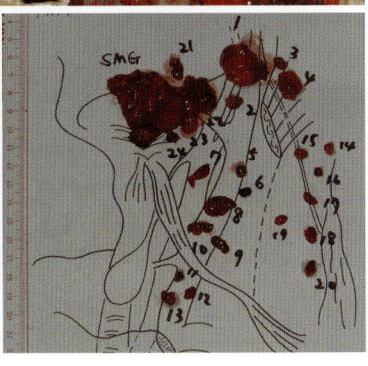

a|b
c

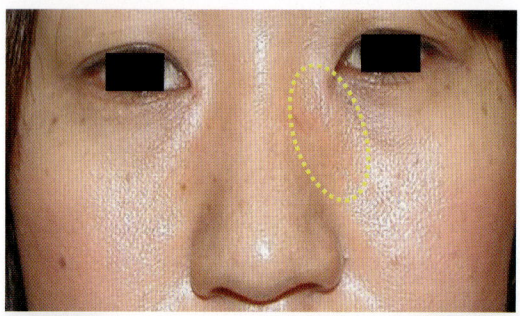

図 7.
鼻涙管腫瘍
30 歳,女性.
a:左には腫瘍の存在によって右のような溝や皺が みられない.
b:左)鼻涙管原発の腺様嚢胞がん
涙嚢～下鼻道開口部にかけて連続して腫瘍が存在.
骨性鼻涙管は腫瘍によって著明に拡大

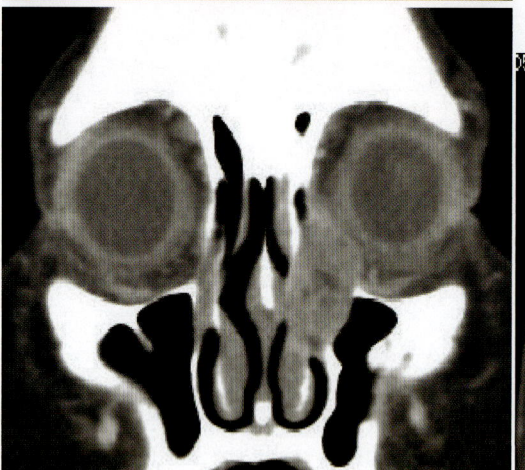

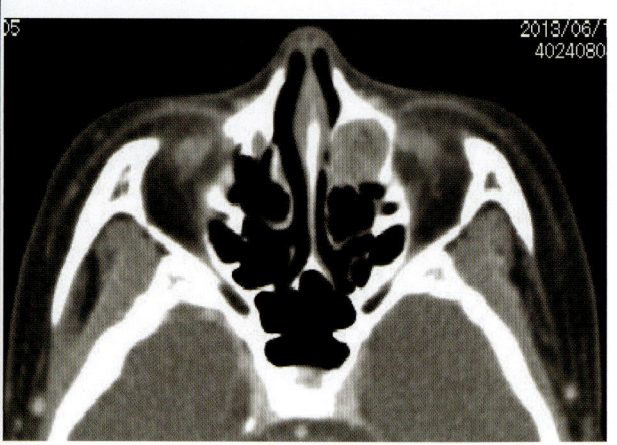

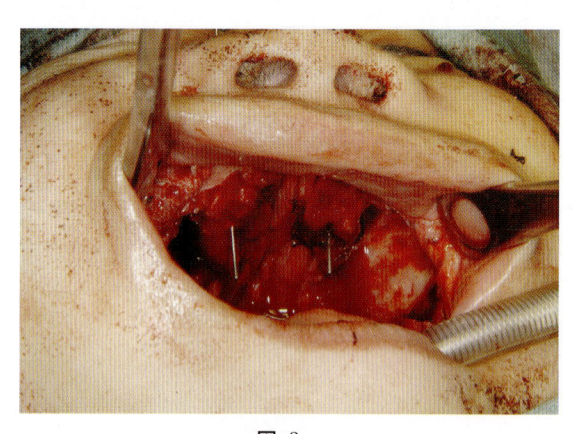

図 8.
鼻腔腫瘍により両鼻涙管が腫瘍とともに切断された症例.ブジーで鼻涙管を確認後,鼻涙管切除断端部の閉塞防止に DSI を施行

能性も高くなる.涙道疾患を日々第一線にて診察を行っている眼科医の役割は大きい.何年も経過をみている間に進行した例も散見され,日々の涙道診療の際に,腫瘍であるかもしれないという疑いの目をどこかに持ちながら患者と接することが大切である.

文　献

1) Duke-Elder S (ed):System of ophthalmology, Volume XIII:The Ocular Adnexa, CV Mosby, St Louis, pp. 700, 1974.
2) Font RL, Croxatto JO, Rao NA:Tumors of the eye and ocular adnexa (Afip atlas of tumor pathology) fourth series, fascicle 5. American Registry of Pathology & Armed Forces Institute of Pathology, Washington DC, pp. 247-264, 2006.
3) Heindl LM, Jünemann AG, Kruse FE, et al:Tumors of the lacrimal drainage system. Orbit, **29**:298-306, 2010.
4) Flanagan, JC, Stokes DP:Lacrimal sac tumors. Ophthalmology, **85**:1282-1287, 1987.
5) Stefanyszyn MA, Hidayat AA, Pe'er J, et al:Lacrimal sac tumors. Ophthal Plast Reconstr Surg, **10**:169-184, 1994.
6) Ryan SJ, Font RL:Primary epithelial neoplasms of the lacrimal sac. Am J Ophthalmol, **76**:73-88, 1973.

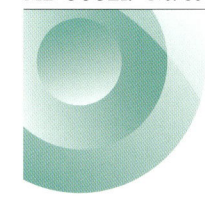

◎特集／涙道診療 ABC

小児の涙道疾患
―先天鼻涙管閉塞の治療戦略―

嘉鳥信忠*

Key Words: 小児涙道疾患(pediatric lacrimal duct disorders), 先天鼻涙管閉塞(congenital nasolacrimal duct obstruction), 自然治癒(spontaneous resolution), プロービング(nasolacrimal duct probing), 涙道内視鏡(lacrimal endoscopy), 治療戦略(stategy)

Abstract: 小児の涙道閉塞症(先天鼻涙管閉塞)は, 幼児の6〜20%にみられると報告されている. しかも, その自然治癒率は80〜100%と高率であることが報告されている. しかし, 多くの施設では, ブジーを用いたプロービングが即時なされている. その背景には, 本邦に明確な治療指針がないために, 「臨床において緊急性のある処置なのか?」「プロービングしなければ重篤な合併症が生じるものなのか?」の根拠は曖昧なまま, 先輩から受け継がれた"伝統行事"を遂行しているように思われる. そこで明確な治療指針確立に一石を投じるべく, 聖隷浜松病院眼形成眼窩外科において先天鼻涙管閉塞症の自然治癒率および月齢18か月以降のプロービングの成功率を調査した. その結果は欧米の既報と同様, 自然治癒率は極めて高く, 18か月までは保存的治療で, 早期プロービングの有無に関わらず約80%で自然治癒がみられた. 18か月以降でもプロービングと涙道チューブによって高い成功率が得られた.

はじめに

本邦において小児の涙道閉塞症(先天鼻涙管閉塞症)の治療指針の明確なものはない. 2013年の日本涙道・涙液学会において, 先天鼻涙管閉塞が来院した場合の治療方針について, 約半数の医師が, 即時にブジーによるプロービングを行っていると答えたのは非常に興味深い. 実際, 本症では, 医学的に緊急度の高い症状を呈して受診するケースは, 極めて稀であろう. しかしながら, 「本当に即時プロービングが必要なのであろうか?」「プロービングをしなければ将来重篤な閉塞症をきたす可能性があるのか?」という問いかけに対し, 日本人におけるその明確な目安となる調査がなかったため, 聖隷浜松病院で行った先天鼻涙管閉塞症の自然治癒率および月齢18か月以降のプロービングの成功率を調査した結果[1]を中心に, 小児における涙道閉塞症の治療戦略を解説したい.

小児の中顔面―解剖学的特徴―

図1のように, 小児は中顔面が成長に伴い著しく伸展していることがわかる. このことは, 小児の涙道閉塞を考えるうえで非常に重要になる. つまり成人でさえ下鼻道を内視鏡下に観察しようとしても, 非常に狭いことは内視鏡治療が一般的になった昨今, 周知の事実であるが, 小児はさらに狭いのである. わずかな障害であっても閉塞しやすいことは, 容易に想像がつくであろう.

小児の涙道閉塞の疫学

先天鼻涙管閉塞症は幼児の6〜20%にみられると報告されている[2]. しかも, その自然治癒率は80〜100%と高率であることが報告されている[3].

調査結果

聖隷浜松病院で施行した単一施設の後ろ向きコ

* Nobutada KATORI, 〒430-0906 浜松市中区住吉2-12-12 聖隷浜松病院眼形成眼窩外科

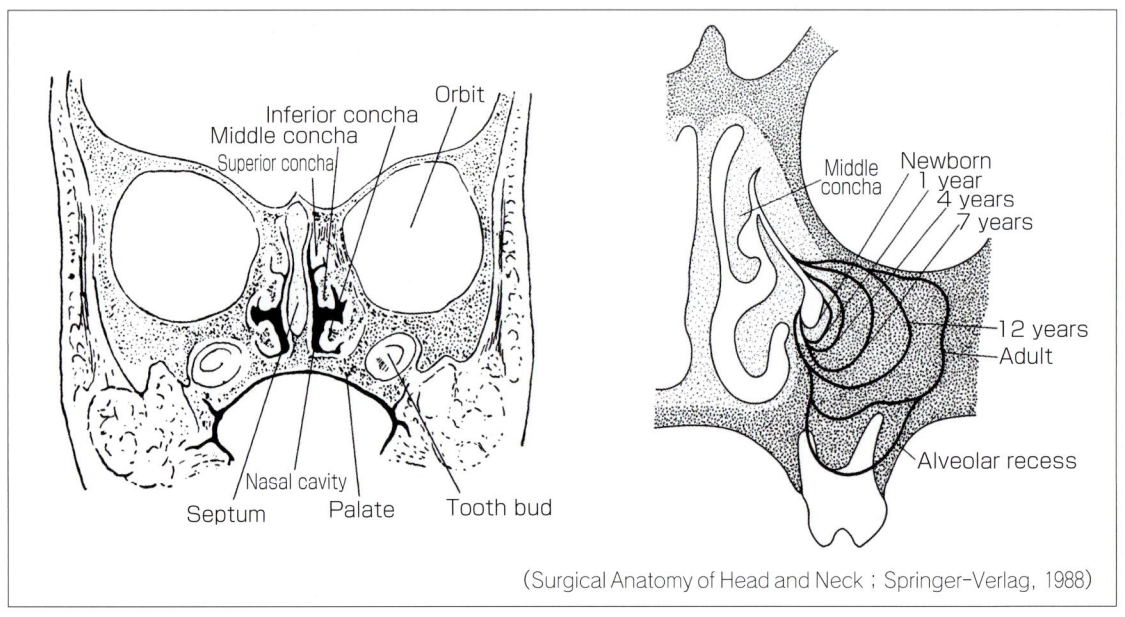

図 1. 中顔面の発達（新生児期と上顎洞発達様式）

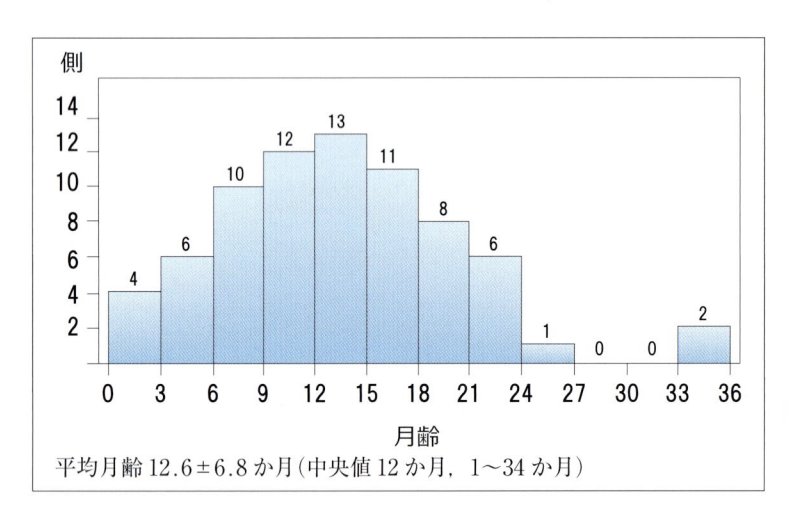

図 2. 自然治癒の月齢

平均月齢 12.6±6.8 か月（中央値 12 か月, 1～34 か月）

ホート研究を供覧する．

2005 年 4 月～2012 年 5 月までの間に，流涙および眼脂を主訴とする先天鼻涙管閉塞を疑い受診した，初診時月齢 18 か月未満の乳幼児を対象とした．

流涙の原因となる睫毛内反，先天緑内障，角膜炎などを合併している症例および涙点閉鎖・涙小管欠損・骨性鼻涙管閉塞の症例は除外している．

当科での治療方針は，月齢 18 か月まではブジー（早期プロービング）など治療目的に行う手技などを一切行わず，経過観察のみとし，18 か月以降に外科的治療（晩期プロービング）を行うことにしている．その結果は図 2～5, 表 1 のとおりであった．

注）早期プロービングとは，月齢 18 か月未満のうちにブジーなどを用いて，プロービングを行うことであり，一方，晩期プロービングとは月齢 18 か月以降にプロービング（全身麻酔下に涙道内視鏡を用いて）を行うことである．

結果の解釈

当院において，小児涙道閉塞症における自然治癒の月齢は平均 12.6±6.8 か月（中央値 12 か月, 1～34 か月）であり（図 2），月齢 24 か月までは有意に自然治癒の割合は増加し（図 3），累積自然治癒率は 89％に達している（図 3, 4）．しかも，これらの自然治癒群の中には，他院で早期プロービングしたが，治癒せず当院受診し我々のプロトコールによって経過観察された症例も含まれている．

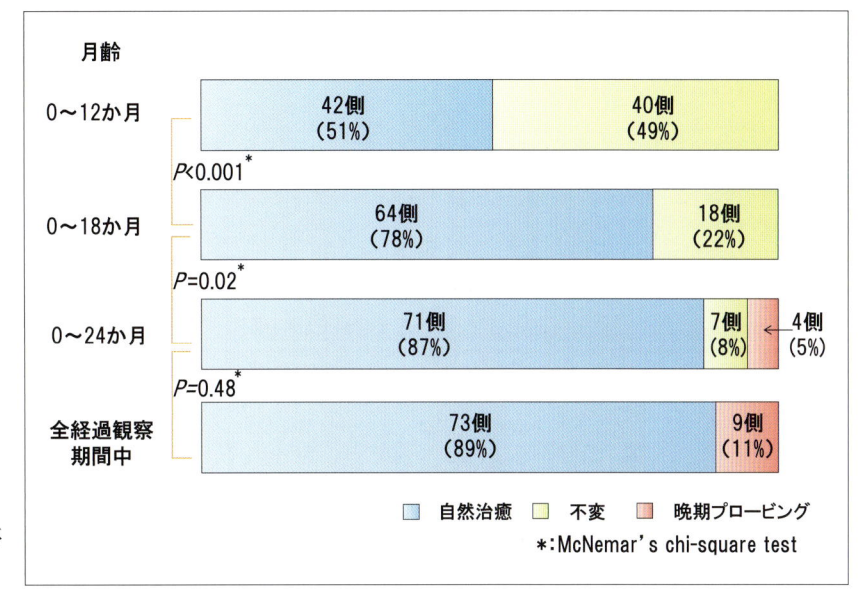

図 3. 自然治癒の割合の推移

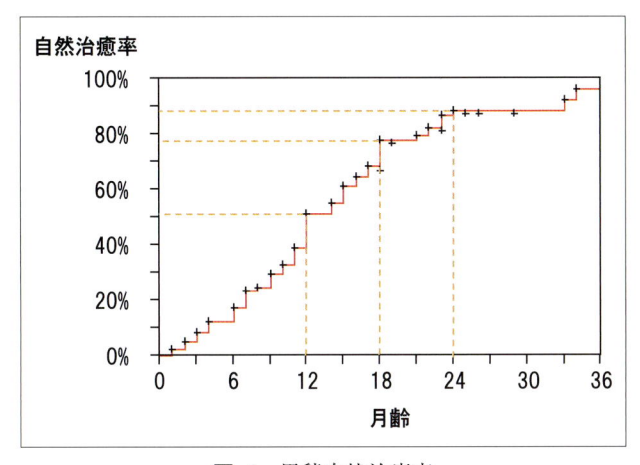

図 4. 累積自然治癒率

表 1. 早期プロービング歴の有無と 18 か月までの自然治癒率

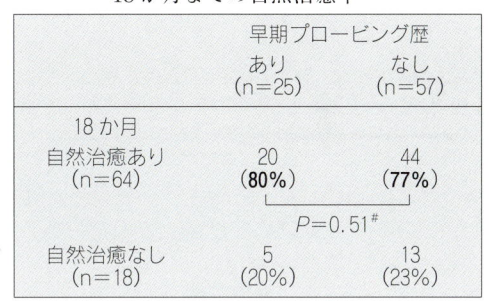

	早期プロービング歴	
	あり (n=25)	なし (n=57)
18か月 自然治癒あり (n=64)	20 (80%)	44 (77%)
	P=0.51#	
自然治癒なし (n=18)	5 (20%)	13 (23%)

\# : Fisher's exact probability tests

特筆すべきは，18 か月までに自然治癒した群の中で，早期プロービングされている群とされていない群との間に有意な差はなかった(表 1)．これは累積自然治癒率においても同様に有意差はなかった(図 5)．

また，24 か月以降であっても自然治癒する可能性もある．そして，治療が遅れたからという理由で，治療に至らなかった症例はない(図 3)．ただし，当院での晩期プロービングは，全例全身麻酔下に内視鏡を用いて直接観察しながら，チュービングを施行していることを付言しておく．

結果のまとめ

1) 小児先天涙道閉塞症は 18 か月までの保存的治療のみで，前医のプロービング歴の有無に関わらず約 80～90％は自然治癒が期待できる．

2) プロービングの時期としては，18 か月以降に症状に応じて施行し，24 か月以降は全例施行する適応がある．

3) 24 か月以降でも涙道内視鏡を用いたプロービングとチューブ挿入の併用で高い成功率が得られる．

早期プロービングをしたほうがいいのか？しなくてもいいのか？それともしないほうがいいのか？の問いかけには，非常に結論は出しにくい．

諸家らもさまざまな報告をしている．初回プロービングが失敗に終わると，自然治癒率が低下し，2 回目のプロービング成功率は初回に比べ有

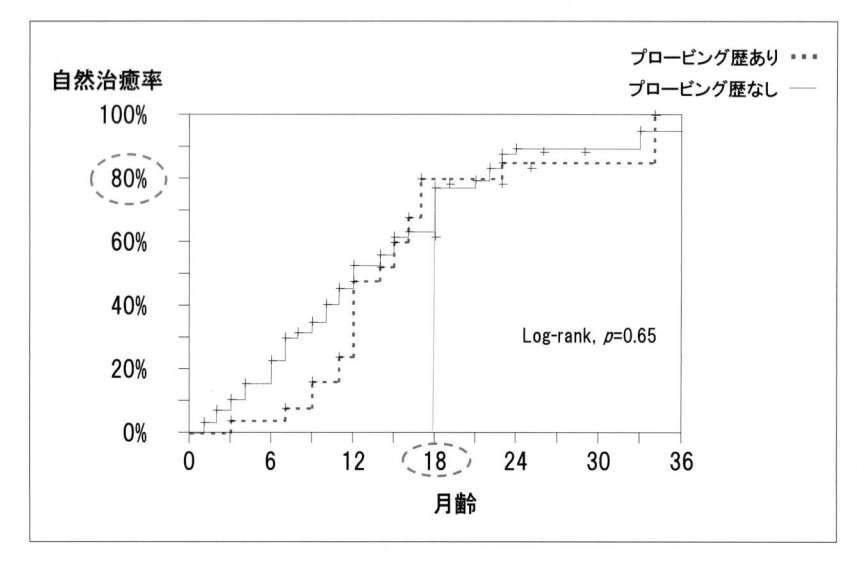

図 5.
早期プロービング歴の有無による累積自然治癒率の比較

意に低下するという報告[4]もある一方で，初回プロービング失敗後でも自然治癒率は80％と高率であり，プロービングそのものよりも涙道の成熟が関与していること示唆する報告[5]もある．

しかしながら，早期プロービングはしてもしなくても，最終的に完治する割合，累積自然治癒率には関与していないことは，すでに既知の事実になっていることを改めて認識していただきたい．

治療戦略

筆者が考える小児の涙道閉塞症に関する，治療戦略は以下のとおりである．

1）流涙の原因となる睫毛内反，先天緑内障，角膜炎などを合併しているかどうか，また涙点閉鎖・涙小管欠損・骨性鼻涙管閉塞などの先天奇形でないかどうかを診察および画像診断で除外する．

2）保護者に月齢18か月までに保存的治療のみで80～90％の自然治癒が期待できることを説明．さらには24か月までに自然治癒する可能性も残されているので，慌てる必要はない．ただし，中顔面の成熟が遅い未熟児やダウン症などは，さらに遅れる可能性があることを考慮する．

3）月齢18か月未満に早期治療する方法には，プロービングがあることを提案．ただし，早期プロービングに伴う敗血症，感染性心内膜炎など重篤な合併症について，また予防的抗生剤の投与の必要性も十分説明する必要がある[6]．

4）月齢18か月以上に晩期治療する方法には，全身麻酔下に涙道内視鏡を用いながらチュービング治療を行うことを提案．ただし，麻酔に伴う合併症や入院が必要になることを十分説明する必要がある．

以上を説明したうえで，保護者に治療法を選択してもらうことが望ましいと考える．

文 献

1) 林 憲吾，嘉鳥信忠：先天鼻涙管閉塞の自然治癒率および月齢18か月以降の晩期プロービングの成功率：後ろ向きコホート研究．日眼会誌，**118**：91-94, 2014.

2) MacEwen CJ, Young JD：Epiphora during the first year of life. Eye, **5**：596-600, 1991.

3) Noda S, Hayasaka S：Congenital nasolacrimal duct obstruction in Japanese infant：its incidence and treatment with message. J Pediatr Ophthalmol Strabsmus, **28**：20-22, 1991.

4) Katowitz JA, Welsh MG：Timing of initial probing and irrigation in congenital nasolacrimal duct obstruction. Ophthalmology, **94**：698-705, 1987.

5) Kassif Y, Rehany U：The course of epiphora after failure of silicone intubation for congenital nasolacrimal duct obstruction. Greafe Arch Clin Exp Ophthalmol, **243**：758-762, 2005.

6) Eippert GA, Burnstine RA：Lacrimalduct-probing-induced bacteremia：should children with congenital heart defects receive antibiotic prophylaxis? Jpediatr Ophthalmol Strabismus, **35**：38-40, 1998.

第4回日本眼形成再建外科学会学術集会

会　期：平成28年8月26日(金)～27日(土)
会　長：三戸秀哲(井出眼科病院)
名誉会長：中村泰久(愛知医科大学)

※第9回アジア太平洋眼形成再建外科学会学術集会と合同開催となります．
　会　長：柿﨑裕彦(愛知医科大学病院眼形成・眼窩・涙道外科)
※日英，英日の同時通訳が入ります．

会　場：大阪国際交流センター
　　　　〒543-0001　大阪市天王寺区上本町8-2-6
　　　　TEL：06-6773-8182

演題募集：一般演題を募集致します．※英語でのポスター展示のみ
　　　　演者名，演題名，所属，連絡先，英250単語以内の抄録を添付の上，E-mailで御応募下さい．尚，筆頭演者は本学会員である必要があります．詳細はホームページを御覧下さい．
　　　　(https://www.jsoprs.jp/)
　　　　申込み先 E-mail：office@jsoprs.jp(締切日：平成28年6月30日)

会費：会　員：(事前)15,000円，(当日)18,000円
　　　非会員：(事前)20,000円，(当日)23,000円
　　　懇親会費：6,000円
　　　事前参加登録の締め切り日：平成28年7月31日
　　　尚，事前参加登録はオンラインでのクレジットカード決済のみとなります．

Memorial Lecture：
　Yasuhisa Nakamura(Japan)　"My Life, My Oculoplasty"
Keynote Lecture：
　Raman Malhotra(UK)　"Facial Nerve Palsy"
　Peerooz Saeed(Netherland)　"Orbital Tumour Overview"
　Anthony Tyers(UK)　"Eyelid Tumour Overview"
　Yutaka Ogawa(Japan)　"Socket Reconstruction"
　Reiko Arita(Japan)　"Meibomian Gland"
　Robert Goldberg(US)　"Thyroid Eye Disease Overview"
　Don Kikkawa(US)　"Ptosis & Entropion"
　JongHak Lim(Korea)　"Asian Aesthetic Surgery"
　Koh Inoue(Japan)　"Dacryoendoscopy"
　Dinesh Selva(Australia)　"DCR"

事務局：日本眼形成再建外科学会(株式会社ドリームクリニック内)
　　　　〒543-0027　大阪市天王寺区筆ヶ崎町5-52-206
　　　　TEL：06-6779-6678　FAX：06-6779-6688
　　　　E-mail：office@jsoprs.jp

FAXによる注文・住所変更届け

改定：2015年1月

毎度ご購読いただきましてありがとうございます．

読者の皆様方に小社の本をより確実にお届けさせていただくために，FAXでのご注文・住所変更届けを受けつけております．この機会に是非ご利用ください．

◇ご利用方法

FAX専用注文書・住所変更届けは，そのまま切り離してFAX用紙としてご利用ください．また，注文の場合手続き終了後，ご購入商品と郵便振替用紙を同封してお送りいたします．**代金が5,000円をこえる場合，代金引換便とさせて頂きます．**その他，申し込み・変更届けの方法は電話，郵便はがきも同様です．

◇代金引換について

本の代金が5,000円をこえる場合，代金引換とさせて頂きます．配達員が商品をお届けした際に，現金またはクレジットカード・デビットカードにて代金を配達員にお支払い下さい(本の代金＋消費税＋送料)．(※年間定期購読と同時に5,000円をこえるご注文を頂いた場合は代金引換とはなりません．郵便振替用紙を同封して発送いたします．代金後払いという形になります．送料は定期購読を含むご注文の場合は頂きません)

◇年間定期購読のお申し込みについて

年間定期購読は，1年分を前金で頂いておりますため，代金引換とはなりません．郵便振替用紙を本と同封または別送いたします．送料無料，また何月号からでもお申込み頂けます．

毎年末，次年度定期購読のご案内をお送りいたしますので，定期購読更新のお手間が非常に少なく済みます．

◇住所変更届けについて

年間購読をお申し込みされております方は，その期間中お届け先が変更します際，必ずご連絡下さいますようよろしくお願い致します．

◇取消，変更について

取消，変更につきましては，お早めにFAX，お電話でお知らせ下さい．

返品は，原則として受けつけておりませんが，返品の場合の郵送料はお客様負担とさせていただきます．その際は必ず小社へご連絡ください．

◇ご送本について

ご送本につきましては，ご注文がありましてから約1週間前後とみていただきたいと思います．お急ぎの方は，ご注文の際にその旨をご記入ください．至急送らせていただきます．2〜3日でお手元に届くように手配いたします．

◇個人情報の利用目的

お客様から収集させていただいた個人情報，ご注文情報は本サービスを提供する目的(本の発送，ご注文内容の確認，問い合わせに対しての回答等)以外には利用することはございません．

その他，ご不明な点は小社までご連絡ください．

株式会社 全日本病院出版会　〒113-0033 東京都文京区本郷3-16-4-7F
電話03(5689)5989　FAX03(5689)8030　郵便振替口座 00160-9-58753

FAX 専用注文書 眼科1601

年　月　日

○印	雑誌・書籍名	定価(税込)	冊数
	MB OCULISTA　年間定期購読お申し込み（送料弊社負担） 2016年1月号～12月号（計12冊）	38,880円	
	2016年__月号～12月号（定期購読を開始する号数をご記入ください）		
	MB OCULISTA　バックナンバー（お求めの号数と冊数をご記入ください） No.		
	形成外科月刊誌 PEPARS（ペパーズ）　年間定期購読お申し込み（送料弊社負担） 2016年1月号～12月号（計12冊）	41,040円	
	2016年__月号～12月号（定期購読を開始する号数をご記入ください）		
	PEPARS バックナンバー（お求めの号数と冊数をご記入ください） No.		
	医療・看護・介護で役立つ嚥下治療エッセンスノート 新刊	3,564円	
	スキルアップ！ニキビ治療実践マニュアル 新刊	5,616円	
	快適な眠りのための睡眠習慣セルフチェックノート	1,944円	
	超アトラス眼瞼手術―眼科・形成外科の考えるポイント―	10,584円	
	実践アトラス 美容外科注入治療	8,100円	
	イチから知りたいアレルギー診療	5,400円	
	医療・看護・介護のための睡眠検定ハンドブック	3,240円	
	イチからはじめる 美容医療機器の理論と実践	6,480円	
	"知りたい"めまい"知っておきたい"めまい薬物治療	4,860円	
	実地医家のための甲状腺疾患診療の手引き	7,020円	
	アトラス きずのきれいな治し方 改訂第二版	5,400円	

お名前：フリガナ　　　　　　　㊞　　　診療科：

ご送付先：〒　-　　　□自宅　□お勤め先

電話番号：　　　　　　　□自宅　□お勤め先

バックナンバー・書籍合計 5,000円以上のご注文は代金引換発送になります

―お問い合わせ先―
㈱全日本病院出版会営業部
電話 03(5689)5989
FAX 03(5689)8030

年　月　日

住所変更届け

お名前	フリガナ	
お客様番号		毎回お送りしています封筒のお名前の右上に印字されております8ケタの番号をご記入下さい。
新お届け先	〒　　　　都道 　　　　　府県	
新電話番号	（　　　）	
変更日付	年　月　日より	月号より
旧お届け先	〒	

※ 年間購読を注文されております雑誌・書籍名に✓を付けて下さい。
- ☐ Monthly Book Orthopaedics （月刊誌）
- ☐ Monthly Book Derma. （月刊誌）
- ☐ 整形外科最小侵襲手術ジャーナル （季刊誌）
- ☐ Monthly Book Medical Rehabilitation （月刊誌）
- ☐ Monthly Book ENTONI （月刊誌）
- ☐ PEPARS （月刊誌）
- ☐ Monthly Book OCULISTA （月刊誌）

FAX 03-5689-8030

全日本病院出版会行

Monthly Book OCULISTA
バックナンバー一覧

2016.2. 現在

2013 年
- No. 1 眼科 CT・MRI 診断実践マニュアル
  編集企画／後藤 浩
- No. 2 こう活かそう！OCT
  編集企画／飯田知弘
- No. 3 光凝固療法実践マニュアル
  編集企画／小椋祐一郎
- No. 4 再考！近視メカニズム
  —実臨床のために—
  編集企画／不二門 尚
- No. 5 ぶどう膜炎外来診療
  編集企画／竹内 大
- No. 6 網膜静脈閉塞症の診療マニュアル
  編集企画／佐藤幸裕
- No. 7 角結膜感染症の外来診療
  編集企画／近間泰一郎
- No. 8 糖尿病網膜症の診療
  編集企画／北野滋彦
- No. 9 緑内障性視神経症の診断
  編集企画／富田剛司

2014 年
- No. 10 黄斑円孔・上膜の病態と治療
  編集企画／門之園一明
- No. 11 視野検査 update
  編集企画／松本長太
- No. 12 眼形成のコツ
  編集企画／矢部比呂夫
- No. 13 視神経症のよりよい診療
  編集企画／三村 治
- No. 14 最新 コンタクトレンズ処方の実際と注意点
  編集企画／前田直之
- No. 15 これから始める ロービジョン外来ポイントアドバイス
  編集企画／佐渡一成・仲泊 聡
- No. 16 結膜・前眼部小手術 徹底ガイド
  編集企画／志和利彦・小早川信一郎
- No. 17 高齢者の緑内障診療のポイント
  編集企画／山本哲也
- No. 18 Up to date 加齢黄斑変性
  編集企画／髙橋寛二
- No. 19 眼科外来標準検査 実践マニュアル
  編集企画／白木邦彦
- No. 20 網膜電図(ERG)を使いこなす
  編集企画／山本修一
- No. 21 屈折矯正 newest
  —保存療法と手術の比較—
  編集企画／根岸一乃

2015 年
- No. 22 眼症状から探る症候群
  編集企画／村田敏規
- No. 23 ポイント解説 眼鏡処方の実際
  編集企画／長谷部 聡
- No. 24 眼科アレルギー診療
  編集企画／福島敦樹
- No. 25 斜視診療のコツ
  編集企画／佐藤美保
- No. 26 角膜移植術の最先端と適応
  編集企画／妹尾 正
- No. 27 流出路再建術の適応と比較
  編集企画／福地健郎
- No. 28 小児眼科診療のコツと注意点
  編集企画／東 範行
- No. 29 乱視の診療 update
  編集企画／林 研
- No. 30 眼科医のための心身医学
  編集企画／若倉雅登
- No. 31 ドライアイの多角的アプローチ
  編集企画／高橋 浩
- No. 32 眼循環と眼病変
  編集企画／池田恒彦
- No. 33 眼内レンズのポイントと合併症対策
  編集企画／清水公也

2016 年
- No. 34 眼底自発蛍光フル活用
  編集企画／安川 力

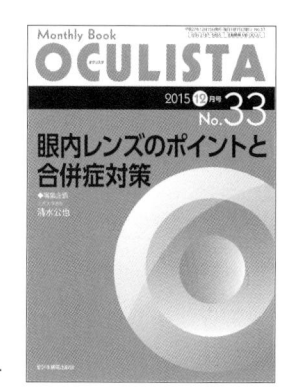

Monthly Book OCULISTA
1 冊：3,000 円＋税
B5 判　オールカラー

年間購読サービスのご案内
毎月，最新号を送料無料でお手元にお届けする，便利な年間購読サービスをご利用ください．

年間購読料：38,880 円（税込）
年間 12 冊発行（1～12 月号）

各号の詳細は弊社ホームページでご覧いただけます．
➡ http://www.zenniti.com/

全日本病院出版会　検索　click

次号予告(3月号)

強度近視の治療 最前線

編集企画／東京医科歯科大学教授　大野　京子

強度近視の新分類………………………	川崎　良ほか
強度近視のぶどう腫の診断基準と分類……	森山　無価ほか
近視性 CNV に対する抗 VEGF 療法………	佐柳　香織ほか
近視性牽引黄斑症に対する網膜硝子体手術 …………………………………	島田　典明
近視性牽引黄斑症に対する黄斑バックル・強膜短縮術………………………	井上　真
強度近視に対する白内障手術の注意点……	長岡奈都子ほか
強度近視の緑内障に対する治療…………	相原　一
強度近視に対するロービジョンケア………	世古　裕子
強度近視に対する屈折矯正手術（有水晶体眼内レンズ）…………………	荒井　宏幸
強膜を標的とした治療の最前線…………	吉田　武史

編集主幹：村上　晶　順天堂大学教授
　　　　　高橋　浩　日本医科大学教授

No. 35　編集企画：
宮崎千歌　兵庫県立尼崎総合医療センター

Monthly Book OCULISTA No. 35
2016 年 2 月 15 日発行（毎月 15 日発行）
定価は表紙に表示してあります．
Printed in Japan

発行者　末　定　広　光
発行所　株式会社　全日本病院出版会
〒113-0033 東京都文京区本郷 3 丁目 16 番 4 号 7 階
電話 (03)5689-5989　Fax (03)5689-8030
郵便振替口座 00160-9-58753

© ZEN・NIHONBYOIN・SHUPPANKAI, 2016

印刷・製本　三報社印刷株式会社　電話 (03)3637-0005
広告取扱店　㈱メディカルブレーン　電話 (03)3814-5980

- 本誌に掲載する著作物の複製権・翻訳権・上映権・譲渡権・公衆送信権（送信可能化権を含む）は株式会社全日本病院出版会が保有します．
- JCOPY ＜(社)出版者著作権管理機構　委託出版物＞
本誌の無断複写は著作権法上での例外を除き禁じられています．複写される場合は，そのつど事前に，(社)出版者著作権管理機構（電話 03-3513-6969，FAX 03-3513-6979，e-mail: info@jcopy.or.jp）の許諾を得てください．
- 本誌をスキャン，デジタルデータ化することは複製に当たり，著作権法上の例外を除き違法です．代行業者等の第三者に依頼して同行為をすることも認められておりません．